For Difficult Laryngeal Exposure:
Theories and Techniques in Laryngology

走进困难声门——
喉微创外科理论与实践

For Difficult Laryngeal Exposure：
Theories and Techniques in Laryngology

走进困难声门——
喉微创外科理论与实践

主　编　王　丽

副主编　李丽娟

编写者　王　丽　北京大学第三医院耳鼻咽喉科
　　　　李丽娟　北京大学第三医院耳鼻咽喉科
　　　　宋　昱　北京大学第三医院耳鼻咽喉科
　　　　许　挺　北京大学第三医院麻醉科
　　　　段清川　北京大学第三医院耳鼻咽喉科
　　　　徐驰宇　北京大学第三医院耳鼻咽喉科
　　　　王　宇　北京大学第三医院耳鼻咽喉科
　　　　曾　进　北京大学第三医院耳鼻咽喉科
　　　　田　梅　北京大学第三医院手术室
　　　　邱英伏　北京大学第三医院耳鼻咽喉科
　　　　王　芳　北京大学第三医院耳鼻咽喉科

北京大学医学出版社

ZOUJIN KUNNAN SHENGMEN——HOU WEICHUANG WAIKE LILUN YU SHIJIAN

图书在版编目（CIP）数据

走进困难声门：喉微创外科理论与实践/王丽主编
. —北京：北京大学医学出版社，2017.3
ISBN 978-7-5659-1479-9

Ⅰ. ①走… Ⅱ. ①王… Ⅲ. ①喉镜检—应用—喉疾病
—诊疗 Ⅳ. ①R767.04

中国版本图书馆 CIP 数据核字（2016）第 242896 号

走进困难声门——喉微创外科理论与实践

主　　编：王　丽
出版发行：北京大学医学出版社
地　　址：(100191) 北京市海淀区学院路 38 号　北京大学医学部院内
电　　话：发行部 010-82802230；图书邮购 010-82802495
网　　址：http://www.pumpress.com.cn
E - mail：booksale@bjmu.edu.cn
印　　刷：北京佳信达欣艺术印刷有限公司
经　　销：新华书店
责任编辑：高　瑾　　责任校对：金彤文　　责任印制：李　啸
开　　本：787mm×1092mm　1/16　印张：9.75　字数：215 千字
版　　次：2017 年 3 月第 1 版　2017 年 3 月第 1 次印刷
书　　号：ISBN 978-7-5659-1479-9
定　　价：98.00 元
版权所有，违者必究
（凡属质量问题请与本社发行部联系退换）

本书由

北京大学医学科学出版基金

资助出版

序一

《走进困难声门——喉微创外科理论与实践》是关于如何解决喉微创外科领域里的声门暴露困难问题的专著，由北京大学第三医院耳鼻咽喉科王丽医生和她的研究团队编写而成。此书既是他们在临床实践中勇于直面困难，于不懈努力后收获的学术成果，也是他们对现代喉微创外科学研究的新贡献。

近六十年来，喉微创外科学在我国得到了持续的发展，但仍经常面临声门暴露困难的情况，不仅至今见不到专著论述，即使是论文也多停留在声门暴露困难的评估和预测上，少有改善暴露的研究。目前喉微创手术所使用的喉镜绝大多数为直管支撑喉镜，暴露声门的前提之一就是口、咽、喉必须调整为一条直线，由于上气道复杂的解剖变异和病理改变，必然会有一部分患者的声门，尤其是前端无法暴露。麻醉喉镜由于镜叶呈弧形，接近人体上气道曲度，但目前麻醉喉镜仅用于肉眼观看声带，尚不能为声带病变提供手术视野。近年来硬性内镜和纤维喉镜的出现改善了一部分困难声门的暴露，但是由于相应手术器械及手术操作的限制，暴露声门困难仍有诸多问题尚未解决。

近年来，肥胖、高龄、颈椎病等导致声门暴露困难的患者增多，以及微创理念的发展及其在临床中的广泛运用，声门暴露困难问题的解决显得更加紧迫而且必要，由于内镜影像技术的发展，为此问题的解决提供了基础技术条件，由此《走进困难声门——喉微创外科理论与实践》应运而生。

这个研究团队的成员多数为中青年专家，既有丰富的临床经验，又富有创新精神，他们紧紧抓住声门暴露的关键，借助高度发达的医学内镜技术，以可视弧形喉镜为研究工具，有效地解决了困难声门的暴露难题，他们还将弧形可视喉镜的使用范围扩展到舌、下咽、食管入口等部位，并对这些部位所需用的手术器械做了系统的研究。他们开拓性的工作将对建立这一区域的外科技术方法起到启迪和参考的作用。我非常愿意为本书作序，希望这本专著对广大耳鼻咽喉科工作者有所帮助，推动我国喉微创外科事业不断进步和发展。

北京协和医院耳鼻咽喉头颈外科主任，教授，博士生导师
中华医学会耳鼻咽喉头颈外科学会　主任委员
2016 年 5 月

序二

麻醉学界视频喉镜的出现，标志着全麻气管插管无需用肉眼直视声门，在显示屏下操作成为可能。这样一个新型内镜显示技术，经过北京大学第三医院耳鼻咽喉科王丽医生和她的研究团队的引进、消化吸收和再创新，不仅在困难声门的暴露，而且在舌根、下咽、食管入口的微创外科领域里也取得了可喜的临床成果，这是耳鼻咽喉科学界，特别是咽喉专业领域里一件值得重视和受到欢迎的事情。

这部专著的名称"走进困难声门"本身就表明了其中心课题是研究声门暴露困难的问题，更具体点说，就是研究支撑喉镜手术中，声门暴露困难的术前预测和解决方法；在弧形可视喉镜出现以前，这也是困扰喉科学界已久的临床难题。这部专著的副书名"喉微创外科理论与实践"表明它一方面将声门暴露困难放进微创外科的框架内来研究和说明；另一方面表明这种研究不仅仅是声门暴露的一个单项研究，而是涉及喉、舌根、下咽、食管入口等多部位的、既包含了基础理论又包含实用技术的综合性研究。

支撑喉镜在临床应用已有近百年的历史，伴随着激光技术、硬性内镜技术等现代高新科技的出现，喉微创外科得到迅猛发展。然而，由于传统支撑喉镜的镜身为直管设计，喉镜到达声门之前，必须先将患者头后仰，使口、咽、喉腔调整为一直线。这样的变化使得一部分上气道解剖异常和有相应疾病的患者，如下颌后缩、肥胖和颈椎病等患者，必然会出现声门暴露困难问题。随着高龄、肥胖人群的增加，以及社会交往的需求增大，困难声门的发生率正在逐年增加。因此，喉科学界的研究者们在进行以支撑喉镜为主的喉微创外科的临床实践中，应该重视困难声门的暴露问题，并加以梳理和研究；要从现有的喉镜技术中汲取一切有益理论与技术，以充实、丰富和发展喉微创外科；还要善于看出它作为一种直管状的、不符合上气道生理弯曲的喉镜本身所应有的局限，由于管状视野所带来的种种局限或缺陷，如视野较窄容易出现"见树木不见森林"和"可望不可及"的手术困局，又如过度调节支撑架容易出现牙损伤、咽黏膜撕裂、术后舌下神经与舌神经麻痹等并发症，等等，并且还要善于探索出纠正、克服和避免这些局限和缺陷的途径和方法。

由于对支撑喉镜的这种认识，因此，当王丽医生向我提出我科应购进可视麻醉插管喉镜时，我当即予以肯定和极力支持。接着，她带领着由我科年轻医生组成的研究团队立刻投入到这项研究工作中。他们的态度极其严肃认真，虽然用弧形可视喉镜暴露声门的技术较为简单，但要应用到喉腔、舌根、下咽、食管入口等部位的微创治疗，还有许多困难要克服；为了改进喉镜、研发出合适的手术器械，他们不仅要查阅文献仔细推敲，还要不断地向管理部门申请，向有关学科专家请教，四处联系生产企业；为了更直观地理解、介绍弧形可视喉镜的原理和使用方法，他们自费购置一套气管插管教学模具进行演示。我被他们这种不畏困难、对学术执着和虔诚的精神所感动，并全力支持他们的研究，尽我所能为他们解决实际困难。

　　我在阅读手稿时，对于其大量的原创内容、重视细节的为学之道深感欣慰，这在当前学界浮躁和抄袭成风的环境下，是特别值得称赞的。这部专著在舌根、下咽、食管入口等部位的微创治疗研究上做了极其可贵的创新性尝试，它的内容之丰富，应用范围之广和流畅细致的介绍，相信同道自有体会并会做出自己的评价。我认为我科对弧形可视喉镜的引进与再创新使得声门的暴露技术由难变易，手术操作步骤由繁变简。这部专著的出版，将对我国喉微创外科事业的普及和发展做出贡献。

马芙蓉

北京大学第三医院耳鼻咽喉科主任，教授，博士生导师

中国医师协会耳鼻咽喉科医师分会　副会长

2016 年 5 月

序三

　　这是一本研究弧形可视喉镜在喉微创外科手术应用的专著。

　　随着现代医学科学技术的发展，各种微创技术不断向医学领域渗透，喉微创外科正在迅速发展，应用范围不断扩大，已经成为喉外科领域的重要治疗方法。但是，以支撑喉镜为主的微创技术还存在着声门暴露困难问题，喉镜放置过程中的上气道损伤也时有发生。因此，如何增加声门的暴露率，降低上气道组织的损伤是喉科专业的课题，也是对现代喉科医生的基本要求。本书是北京大学第三医院耳鼻咽喉科的同道们在这一领域里探索的经验总结。

　　从暴露困难声门出发，秉持微创理念，三院的同道们研究了可视弧形喉镜在喉、下咽、舌根、食管入口等部位微创手术中的应用。全书内容简洁却细致，深入却不深奥，让人感到实践比理论更丰富，比理论更发人深思。其中，对舌、下咽、食管入口等部位的研究，是对咽喉微创外科的丰富与提升。我认为这是一本兼具科学与实用、基础与创新、易于学习和掌握的工具书，书中有大量的图片和典型病例介绍，便于读者理解和借鉴。

　　每一关键外科治疗技术的进步都离不开临床设备或手术器械的改进和创新，而一线工作的临床医师是新手术器械改进和发明的当然践行者。王丽主任医师在繁忙的临床工作之余，研发和改进出便利使用的弧形可视喉镜及与之配套的喉显微手术器械，将为我们广大咽喉外科医师们提供一个解决暴露困难声门的方案，因而，我愿意向同道们推荐！

北京大学第一医院耳鼻咽喉头颈外科主任，教授，博士生导师

中华耳鼻咽喉头颈外科学会咽喉学组组长

2016 年 4 月

前言

自上世纪 60 年代以来，支撑喉镜下的喉微创外科一直受到广大患者和耳鼻咽喉科工作者的喜爱和重视，因为它在暴露声门基础上，借助显微镜、内镜提供的清晰视野，切除声带病变组织，减少手术创伤，最大限度保护好患者的声带功能，提高了患者手术后的生活质量。但是，由于人体上气道错综复杂的解剖变异，并不是所有患者的声门都能够被支撑喉镜所暴露；并且，随着生活水平的提高和人类平均寿命的增长、现代社会生活节奏的加快、社会交往的频繁以及环境的污染等，喉部疾病的发病率和声门暴露困难的发生率均呈逐渐上升趋势。

针对困难声门形成的要害和关键，借助现代高度发达的医学内镜技术和电子成像技术，我们将弧形可视喉镜应用于支撑喉镜下声门暴露困难病例，配合改进的手术器械，获得了令人满意的治疗效果。

本书内容是我们团队综合文献和个人经验体会撰写完成的，弧形可视喉镜并非我们首创技术，但绝大部分工作是全新的和原创的。书中详细描述了弧形可视喉镜在声门暴露上的优势，对弧形可视喉镜下的喉腔、下咽、舌根、食管入口等部位手术适应证、技术特点、术中注意事项均有详细的描述，力求达到全面、系统、实用和可操作之目的。

本书分上下两篇共 17 章。上篇为基础篇，第一章简述喉微创外科发展史；第二至四章系统地介绍了困难声门相关的基础知识，包括声门暴露的解剖学基础、困难声门形成的原因以及预测；第五至七章主要介绍为解决困难声门国内外学者，特别是麻醉专业学者所做的研究与探索，重点介绍了弧形可视喉镜在声门暴露方面的优势。下篇为临床应用篇，第八至十三章为弧形可视喉镜使用的总论；第十四至十七章为弧形可视喉镜的临床应用部分，并有应用之后对该手术的评述。此外本书还对弧形可视喉镜在舌根、下咽、食管入口等部位的微创治疗做了相关的介绍和探讨。为了便于读者理解和掌握，尽量做到了图文并茂。作为一部专业参考书，期望能为声门暴露困难病例提供解决方法和为开展弧形可视喉镜技术的同道们提供参考。

本书的完成，得益于北京大学第三医院耳鼻咽喉科马芙蓉主任及同道的鼎力协作，在此表示衷心的感谢。特别感谢薛辰先生为弧形喉镜的改进、手术器械的研发提供的无私帮助。感谢麻醉科、手术室的有力支持。感谢王蕊女士为本书提供的插图。本书在编写时参考了国内外大量相关资料和教科书，在此谨对这些作者们表示感谢和敬意。由于经验有限，时间紧迫，本书难免有疏漏和不足之处，恳请广大同行多提宝贵意见，从不同的角度提供临床经验，以便及时更新，为我国喉微创外科的发展，为造福于患者做出贡献。

王　丽

北京大学第三医院耳鼻咽喉科主任医师

2016 年 5 月

目　录

上篇　困难声门的现状与展望

下篇　弧形可视喉镜在微创外科的应用

上篇

困难声门的现状与展望

　　20世纪60年代以来，咽喉微创手术所使用的喉镜绝大多数为直管支撑喉镜，这一技术已成为目前咽喉微创手术中的常规技术，该技术可满足大多数咽喉患者的手术需要。尽管大多数患者均可通过支撑喉镜获得良好的治疗。但支撑喉镜因自身的设计特性，以及人体上气道错综复杂的解剖变异，并不是所有患者的声门能够被支撑喉镜所暴露，这就形成了困难声门。

　　针对声门暴露困难，过去几十年的研究主要集中在其成因和预测上，而较少有改善暴露方面的研究。当术者为增加声门暴露而过分调节支撑架和按压喉体时，患者的咽部黏膜损伤、吞咽疼痛、舌体麻木、牙齿损伤及松动等并发症便会不可避免地增加。因此，如何增加声门的暴露率，降低暴露过程中对咽喉软组织的损伤，这正是本书所要向读者介绍的。

第一章

喉微创外科发展史

喉微创外科是现代喉科学的重要组成部分，是随着现代科技的发展、医疗器械的改进、麻醉的完善，在传统直接喉镜的基础上，借助显微镜、内窥镜提供的清晰视野，研究喉部疾病发生、发展以及治疗的一门外科技术。

直接喉镜下的喉部手术有 150 多年的历史。1852 年 Green 用弧形金属板片作为喉腔暴露工具切除喉部息肉，这是最早的经口暴露声门的手术（图 1.1）。

后来为了避开咽部软组织的遮挡和更好地直视声门，Jackson 将喉镜设计成直管状，并将照明光源放置在喉镜前端（图 1.2）。

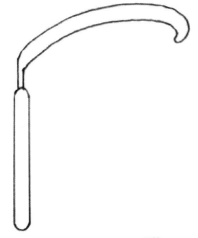

图 1.1 Horace Green 喉镜

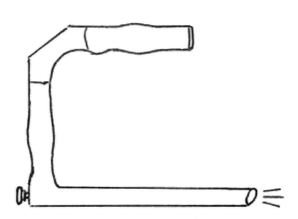

图 1.2 Jackson 喉镜

1920 年，Seifficulty 用支撑架固定喉镜，此改进不仅增加了喉镜的稳定性，增加了声门的暴露[1]，也解放了术者的左手，方便术者进行双手操作（图 1.3）。

20 世纪中期以前，制约喉微创外科发展的主要障碍在于难以得到清晰明亮的手术视野，它需要有很强的光源和高质量的光学镜片；同时，切割止血技术和手术器械也亟待改进。多年来，减少手术创伤、降低手术痛苦、精准的操作、以最小的创伤达到最佳治疗效果一直是喉科医生的奋斗目标。20 世纪 50 年代，Ronemarie Albrecht 教授最早介绍了用显微镜检查声带，他将这一技术运用在声带疾病的诊断上，为喉镜检查提供了放大的视野，提高了喉部疾病诊断的正确性，这是喉外科发展史上的一个重大进步。

20 世纪 60 年代 Oskar Kleinsasser 教授对喉镜做了改良，使术者在显微镜下能做到双目观看和双手操作，他和 Geza Jako 教授将显微镜成功用于声带手术（图 1.4），提高了喉部

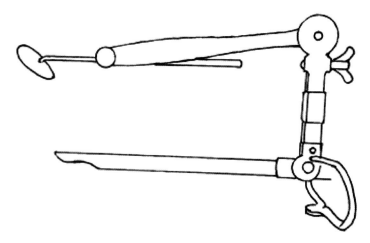

图 1.3　Seifficulty 支撑喉镜

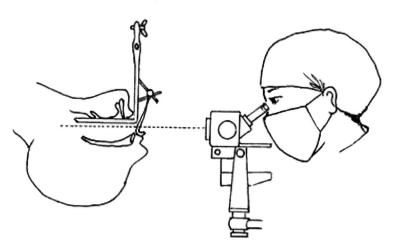

图 1.4　显微喉手术示意图

手术的治疗效果，为喉显微外科的发展做出了重要贡献[2]。经过近 60 年的推广和普及，喉微创外科得到了迅猛发展，已经成为喉外科学领域内应用最广、疗效最佳的主要治疗手段。

近 40 年来，随着激光、等离子的应用，喉微创外科在喉科治疗领域的应用日益广泛，已治愈了绝大多数喉部良性病变；治疗疾病的种类也发生了变化，从喉黏膜良性病变扩展到喉、下咽恶性肿瘤，大多数 T1、T2 喉癌可以通过喉微创手术来治疗。在不少医疗机构里，早期喉癌的微创治疗已经取代传统手术成为首选术式。大量的临床文献证实，经喉微创外科治疗喉恶性肿瘤效果良好，手术创伤轻，喉功能好，并发症发生率显著下降[3-5]。

然而，不管采用怎样的技术，用支撑喉镜暴露声门必然要对患者头位进行调整，使患者头后仰、颈部过伸，喉镜的放入过程，也是门齿和声门在外力的作用下逐渐处于一条直线的过程，这种操作在不同程度上会对患者的牙齿、舌根软组织造成挤压（图 1.5），严重

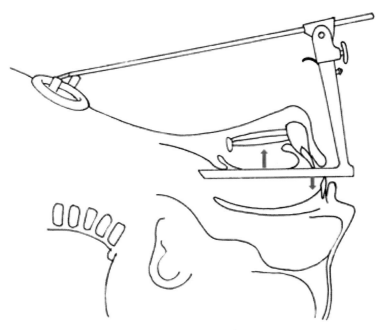

图1.5 支撑喉镜示意图

者可造成患者术后牙齿脱落和舌麻木。此外，还有一部分患者因头颈部解剖异常，其声门的暴露极其困难，无论术者如何调整头位，调节支撑架，和（或）从颈部按压喉体，声门只能暴露一部分甚至完全不能暴露。据报道，与支撑喉镜放置相关的手术并发症的发生率高达19.6%[6]，而声门暴露困难的比例约1.88% ～ 23.7%[7-11]。这两组数字促使喉外科医生不断寻找其他的声门暴露方法，以最终达到喉微创手术的两个根本目标：切除病变和减少手术创伤。

从患者角度来看，他们越来越认为手术时间短、出血量少、恢复快、创伤小是喉微创外科的优点。随着互联网、社会媒体、博客、微信的出现以及教育信息的共享，患者的医学知识越来越多，问的问题也就越来越多，有时他们会自己对医院和治疗做出选择，以期在更小的创伤下治愈喉部疾病。对喉外科医生而言，患者的关切在很大程度上是和声门暴露的难易程度相关的。声门暴露越容易，手术时间就越短，对牙齿、舌的创伤也就越轻；声门暴露越困难，手术时间就越长，相应的术后创伤也就越重；当声门完全不能暴露时，有时不得不对患者采取喉部切开术式以切除病变[12]，特别是喉恶性肿瘤患者。

针对声门暴露困难，过去几十年的研究主要集中在其成因和预测上[13-16]，而较少有改善暴露方面的研究。因此，如何增加声门的暴露率，降低暴露过程中对咽喉软组织的损伤，是急需解决的临床问题。

（王　丽　徐驰宇）

参考文献

［1］张小伯，于萍主编．嗓音显微手术学，北京：中国协和医科大学出版社，2005．

［2］于萍主编．嗓音疾病与嗓音外科学，北京：人民军医出版社，2009．

［3］黄志刚，韩德民，于振坤，等．CO_2 激光手术治疗声门型喉癌疗效分析．中华耳鼻咽喉科杂志，2002，3：62-65．

［4］张世能，李玉杰，于敏，等．支撑喉镜下二氧化碳激光治疗喉癌112例观察．暨南大学学报（自然科学与医学版），2012，6：612-614．

［5］高树峰，张少容，刘月辉，等．支撑喉镜下 CO_2 激光微创手术治疗早期喉癌的疗效分析．肿瘤，2013，10：909-913．

［6］林华，潘成军．电子喉镜与支撑喉镜治疗声带良性肿物的疗效比较．中国现代医生，2011，49：123-124．

［7］钱林荣，骆云珍．支撑喉镜下喉纤维手术并发症及不良反应分析．临床医学，2008，28：26-27．

［8］Pinar E，Calli C，Oncel S，et al. Preoperative clinical prediction of difficult laryngeal exposure in suspension laryngoscopy. Eur Arch Otorhinolaryngol，2009，266（5）：699-703．

［9］Ohno S1，Hirano S，Tateya I，et al. Management of vocal fold lesions in difficult laryngeal exposure patients in phonomicrosurgery. Auris Nasus Larynx，2011，38（3）：373-80．

［10］Roh J. W.、Lee Y. W. Prediction of difficult laryngeal exposure in patients undergoing microlaryngosurgery. Ann Otol Rhinol Laryngol，2005，114：614-620．

［11］Kikkawa Y. S.、Tsunoda K.、Niimi . S. Prediction and surgical management of difficult laryngoscopy. Laryngoscope，2004，114：776-778．

［12］秦茂林，刘业海，吴开乐，等．可调式支撑喉镜下声门暴露困难患者的喉显微外科手术．听力学及言语疾病杂志，2016，24：135-138．

［13］陈浩，孙敬武，方锐．支撑喉镜下声门暴露困难和术后疼痛的预测分析．临床耳鼻咽喉头颈外科杂志，2014，18：1390-1393．

［14］吕萍，唐嗣泉，蒲红英，等．支撑喉镜声门暴露困难的 Yamamoto 分级法预测．听力学及言语疾病杂志，2009，5：494-495．

［15］张宏强，田素景，杨国庆，等．支撑喉镜下声门暴露困难综合预测系统的建立．临床耳鼻咽喉头颈外科杂志，2015，16：1471-1473．

［16］王吉选，胡艳红，王东海，等．支撑喉镜下声门暴露困难相关因素分析．临床耳鼻咽喉头颈外科杂志，2015，17：1519-1521．

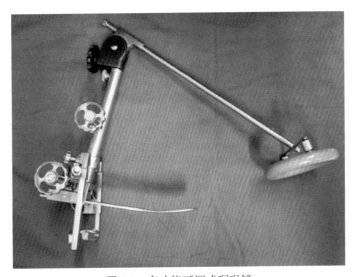

第二章
声门暴露的解剖学基础

暴露声门是实施喉微创手术的第一步。支撑喉镜是暴露声门的基础窥镜，目前临床使用的多功能可调式咽喉镜、扩张式喉镜都是在支撑喉镜的基础上改进而来的（图 2.1，2.2），其放置操作和声门暴露技术与支撑喉镜一致。

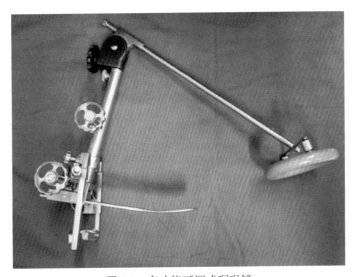

图 **2.1** 多功能可调式咽喉镜

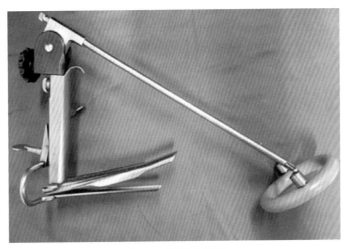

图 **2.2** 扩张式喉镜

支撑喉镜到达声门前，除了需要经过口腔、咽腔、舌根、会厌等结构，需要改变这些结构的位置外，还需要颈椎、下颌骨的协调配合。满意的声门暴露不仅取决于术者娴熟的操作技能，还与患者的头颈部解剖密切相关。若患者存在明显的解剖异常，则会影响到术中声门的暴露。因此，熟悉与支撑喉镜操作相关的解剖知识，对提高喉微创手术技术，保障喉镜操作的安全性和有效性，增强术前声门暴露的预测能力都具有重要的临床意义。上气道解剖见下篇第十四至十六章，本章着重介绍下颌骨、颞颌关节和颈椎的解剖。

一、下颌骨的应用解剖

下颌骨是颅颌面诸骨中唯一能活动的骨骼，也是影响患者张口度、口咽腔气道容积以及气道位置变化的骨性结构。了解下颌骨的解剖，除了有助于术前预测声门暴露的难易程度外，还有助于理解支撑喉镜放置过程中喉镜上方软组织的形态变化，以便术中控制好舌根受力的程度与范围、避免喉镜持续挤压造成舌神经和舌下神经损伤。

（一）下颌骨的解剖

下颌骨位于面下部 1/3 处，是颌面部最大、最强壮的骨骼。出生时下颌骨有左右两半，在中线以纤维软骨相联合，1 岁后联合部骨化，下颌骨遂成一整体。下颌骨由水平向前突出的下颌体以及两侧向上延伸的升支组成，下颌体与升支于后下方相交成钝角，称下颌角（图 2.3）。

1. 下颌体

下颌体似"U"形，其弧度、大小、位置因年龄、种族、病理生理状态而有所不同。下颌体分为外侧面、内侧面、上缘和下缘。上缘为牙槽缘，其中有牙槽窝容纳牙齿。下缘位于下颌骨底部，下颌体下缘圆而厚，主要由密质骨构成，为下颌骨最坚硬的部分。

下颌体的外侧面在中线下方形成隆起称颏隆凸。颏隆凸的基底部中央稍凹陷、两侧略升起，称为颏结节。颏隆凸及颏结节构成了颏突，此处骨质厚且坚硬。下颌体的外面

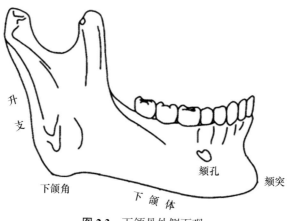

图 2.3 下颌骨外侧面观

8

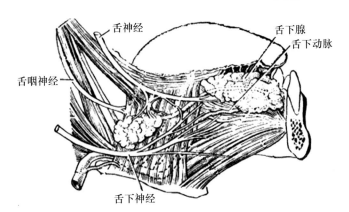

图 2.4　下颌体内侧面的软组织

有颏孔，此孔在成人开口向后上，有颏神经血管通过。

下颌体的内侧面是口底肌肉、腺体、黏膜等软组织附着的部位，舌下腺、颌下腺、舌、口底肌肉、舌下神经、舌神经等结构均位于其后内方，下颌体构成了口腔底部的骨性外壁（图 2.4）。

下颌体内侧面正中之下方有骨突称为颏棘，此棘有四个小突起，上二者为颏舌肌附着处，下二者为颏舌骨肌附着处。颏棘之下有两个浅窝，是二腹肌前腹的附着处。自颏棘斜向上外有骨突起线，叫作下颌舌骨肌线，为下颌舌骨肌的起端所附着。线之后端附着有部分咽上缩肌和翼突下颌缝。在下颌舌骨肌线上，颏棘外侧之光滑骨面，收纳舌下腺，称为舌下腺窝。在下颌舌骨肌线后部分之下方的凹陷骨面收纳颌下腺，称为颌下腺窝（图 2.5）[1]。

2. 下颌升支

下颌升支的外侧面较扁平，下方有咬肌附着。升支的上部有两个突起，前者为喙突，后者为髁突。喙突的外侧面有颞肌附着。髁突的上面为关节面，与颞骨之下颌窝共同形成颞颌关节，髁突的下方有翼外肌附着（图 2.6）。

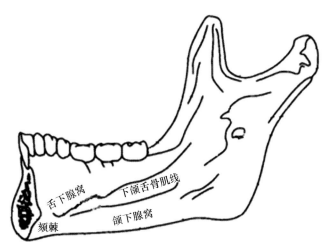

图 2.5　下颌体内侧面观

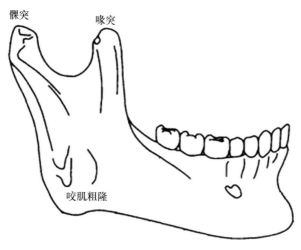

图 2.6　下颌升支外侧面观

下颌升支的内侧面中央处有下颌孔，以通过下牙槽神经血管，此孔与下颌磨牙之咬合面齐高，孔之前有一小骨棘，名下颌小舌，有蝶下颌韧带附着。下颌小舌的后下侧舌面粗糙，为翼内肌附着部（图 2.7）。

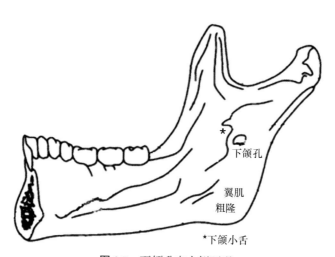

图 2.7　下颌升支内侧面观

（二）与声门暴露的关系

手术体位下，下颌骨和舌根位于口咽气道的上方与侧方，受下颌骨的骨性框架的限制，口咽段气道的大小相对固定，气道轴线向上抬起的空间也相对有限。因此，不难理解喉镜在通过此段气道时术者常有空间狭小、喉镜上抬幅度不大之感；若遇到舌体肥大者，术者还会感到口咽段通道较紧，需要向上用力才能抬起舌根，舌根因此被挤压在喉镜与下颌骨之间，或者被推挤到喉镜的一侧，舌下神经和舌神经因而会受到不同程度挤压；若遇小下颌、后缩颌等情况，受下颌骨的限制，术者会感到气道更紧，常难以抬起舌根，声门暴露极为困难。

二、颞颌关节的应用解剖

颞颌关节为全身唯一的左右联动关节，由下颌骨髁状突、颞骨的关节凹与关节结节、居于二者之间的关节盘以及包绕关节周围的关节囊所组成，颞骨的关节凹比髁突大 2～3 倍，使颞颌关节活动非常灵活。关节囊外有韧带，用以调节和限制下颌骨的运动范围（图 2.8）。

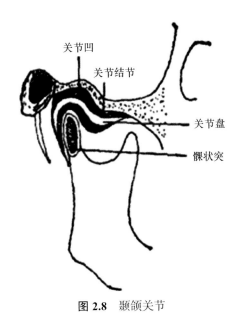

图 2.8 颞颌关节

颞下颌关节在大张口运动中，成人的上、下中切牙切缘间距可达 5～6 cm，下颌骨旋转度达 35°，下颌骨前伸或侧向移位达 10 mm（图 2.9）。通常，女性在 10 岁、男性在 15 岁就可以达到上述成人下颌骨运动的范围[2]。

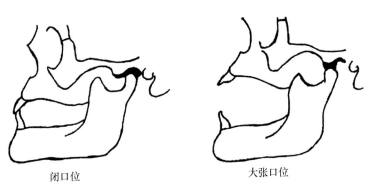

闭口位　　　　　　　　　　大张口位

图 2.9 颞颌关节大张口运动

与声门暴露的关系：颞颌关节是决定张口度的重要结构，而满意的张口度能使口腔气道与咽腔气道交界处有较大的空间，支撑喉镜经过时不仅能感受到气道通畅，也能将舌根轻松向上抬起，显露声门。当颞颌关节发生疾病时，患者的张口度变小，口腔与咽腔交界段的空间也因此变得狭小，如果合并小下颌，喉镜越过此段将十分困难。

三、颈椎的应用解剖

颈椎是上气道的骨性依靠与支撑，是上气道曲度变化的基础，与上气道的位置之间有较强的关联性和带动性。

颈椎由 7 个椎骨、6 个椎间盘和韧带构成，藉椎前肌肉与上气道相邻，颈椎的活动带动着上气道，是改变上气道位置的外部因素。当颈椎行屈伸运动时，上气道的曲度随颈椎的前屈和后伸而变化（图 2.10），为支撑喉镜暴露声门的解剖学依据。

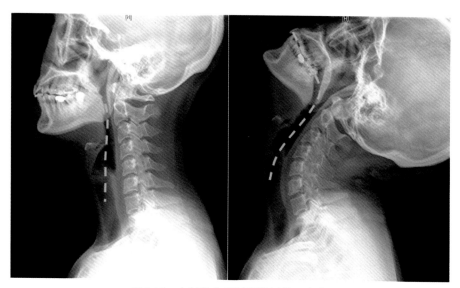

图 2.10 上气道曲度随颈椎屈伸而变化

（一）椎骨的特点

除第 1（C1）、第 2 颈椎（C2）外，颈椎（C）的形状均与典型的椎骨相类似。

C1 为环形（图 2.11），称为寰椎，与头颅的枕骨形成寰枕关节，主要行屈伸运动，约 45°[3]，起点头的作用，也是支撑喉镜患者头后伸体位的主要作用关节。C2 称枢椎（图 2.12），其椎体上有柱形向上的突起，为齿突，使枢椎与寰椎挂合，寰椎以齿突为枢纽，左右旋转。C1 与 C2 之间的稳定性主要依靠邻近的韧带，一旦遇外伤，可造成韧带断裂或齿突骨折，容易发生脱位。

C3 至 C7 为普通颈椎，其形状与胸腰椎椎骨大致近似。每个颈椎骨的前方为椎体，后方为椎弓，二者之间为椎孔。一系列连续的椎孔形成椎管，其内有脊髓及神经根通过（图 2.13）。

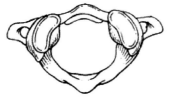

寰椎上面观

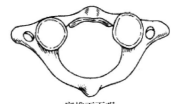

寰椎下面观

图 2.11　寰椎

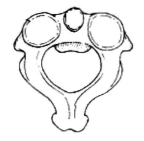

枢椎上面观

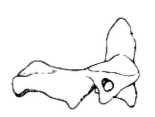

枢椎侧面观

图 2.12　枢椎

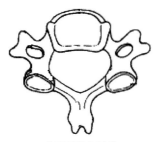

普通颈椎上面观

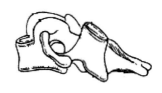

普通颈椎侧面观

图 2.13　普通颈椎

（二）颈椎之间的连结

颈段颈椎自 C2 下面起，相邻上下椎体之间有椎间盘和钩椎关节连结，椎体与椎间盘的前、后方分别有前、后纵韧带及钩椎韧带等连结；椎弓之间通过关节突关节、黄韧带、棘间韧带、棘上韧带、项韧带和横突间韧带相连结。

1. 椎间盘

椎间盘是椎体与椎体之间的纤维骨盘，由纤维软骨组成，包括外周的纤维环及中心部的髓核。椎间盘和韧带共同维持椎体间的相互连结（图 2.14），并参与颈椎的活动。颈部椎间盘的前部较后部高，使颈椎具有向前的曲度；颈椎椎间盘的厚度与椎体高度的比率为2/5，比腰椎胸椎均大，腰椎为 1/3，胸椎为 1/5，故在脊柱各椎骨间，颈椎的活动度最大。此外，椎间盘能减轻和缓冲外力对脊柱、头颅的震荡，维持中枢神经系统的相对稳定。

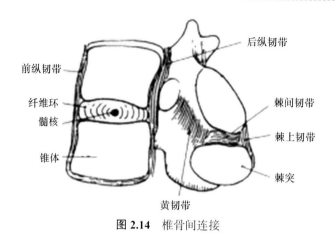

图 2.14 椎骨间连接

2. 钩椎关节

从第 3 颈椎骨开始，每个颈椎椎体两侧的后外方有骨性突起，与其相应的上一个椎体下面的斜坡相扣合，成为颈椎特有的关节，称为钩椎关节。它的作用：参与颈椎的活动；限制椎体向侧方滑动及增加椎体间的稳定性[4]。

3. 颈椎韧带

相邻的上、下椎板之间有黄韧带连接。黄韧带呈扁平状，黄色，弹性大，很坚韧，由弹力纤维组成。黄韧带在颈椎后伸运动时缩短、变厚，屈曲时延伸、变薄。年轻人的黄韧带在压应力作用下缩短、增厚，不易突入椎管，但随年龄增长，黄韧带弹性降低，则易折曲而不缩短，突入椎管产生脊髓压迫。

后纵韧带较细长，虽亦坚韧，但较前纵韧带为弱，位于椎体的后方，为椎管的前壁。棘突之间有棘间韧带和棘上韧带，使之相互连结，棘上韧带在颈部延续为项韧带（图 2.15）。

颈椎的韧带多数由胶原纤维组成，承担颈椎的大部分张力负荷。除黄韧带外，其余大部分韧带延展性低，是颈椎内在稳定的重要因素。韧带的弹性，一方面保持颈椎生理

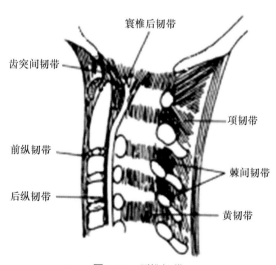

图 2.15 颈椎韧带

范围内的活动；一方面又能有效地维持各节段的平衡[5]。

（三）颈椎的活动

颈椎的屈伸活动主要由第 2 ～ 7 颈椎完成，通常，前屈、后伸的范围分别为 45°（图 2.16）。其活动的实质是上一椎体向内下的下关节面与下一椎体向后上的上关节面间的前、后滑动。过度前屈受后纵韧带、黄韧带、项韧带和颈后肌群限制，过度后伸则受前纵韧带和颈前肌群的约束。

颈椎的左右侧屈各为 45°，主要依靠对侧的关节囊及韧带限制过度侧屈。侧屈主要

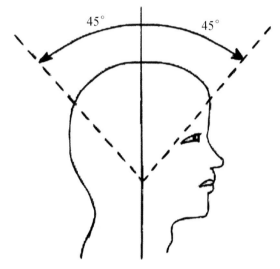

图 2.16 颈椎屈伸活动范围

由中段颈椎完成。颈椎左右旋转各为 75°，主要由颈椎第 1、第 2 关节来完成。而环转运动则是前屈后伸、左右侧屈、左右旋转连贯完成的结果。点头动作发生在寰枕关节。摇头动作发生在寰枢关节[6]。

颈椎的活动度个体差异较大，与年龄、职业、体型和锻炼情况有一定关系。随着年龄增长，颈部活动逐渐受限。一般情况下先为后伸运动受限，前屈最后受累。颈椎病可导致颈椎各方向的活动范围缩小。

（四）与声门暴露的关系

从颈椎侧位 X 平片观察，人体上气道呈"7"字走向。气道轴线可以简化为以下三条轴线。第一条是上切齿与咽后壁之间的连线，此连线平行于舌面，约呈水平线，称口轴线，方向由前向后；第二条为咽后壁与会厌游离缘之间的连线，称咽轴线，约垂直地面；第三条为会厌游离缘与声门中心之间的连线，称喉轴线，此线距离短，方向由后上向前下（图 2.17）。

当颈椎处于后伸位时，咽轴和喉轴接近重叠，口轴线和咽轴线的交角增大；颈椎处

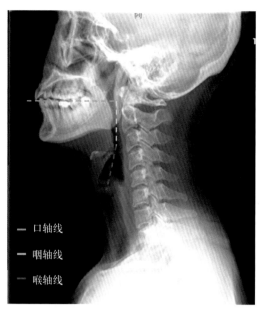

图 2.17 上气道轴线示意图

于后伸大张口位时，舌根组织随下颌骨向前移位，口轴与咽轴交角前的空间增大。颈椎和下颌骨的这种位置变化，使气道三轴线的交角由锐变钝，口咽气道由窄变宽，有利于支撑喉镜的放置，是暴露声门的有利条件。

但由于人体自然解剖的限制，无论颈椎如何仰伸，口轴和咽轴都不可能完全重叠，支撑喉镜若要越过口轴和咽轴的交角，须挑起舌根，上抬气道，逐步向喉腔推进方能越过交角，进而看见会厌。

支撑喉镜接近会厌后，若镜体前端能挑起会厌，使镜体轴线与喉轴线重叠，声门便能暴露于喉镜内；若两轴线不能重叠，可将患者的头抬高数厘米，以减少颈椎向上的曲度（指患者处于手术平卧位），位于 C5 或 C6 上方的喉腔也随颈椎曲度的减少而位置下移，以使喉镜对准喉轴，暴露声门。

由上可见，声门的暴露与颈椎的活动度关系密切。随着年龄的增长，人颈椎的活动范围逐渐受限，最先受限的运动为后伸运动，故年长患者的声门暴露较年轻者困难。

（王丽　曾进　王宇）

参考文献

［1］陈日亭. 颌面颈手术解剖. 北京：人民卫生出版社，1984.

［2］张陈平，萨曼. 下颌骨重建的基础与临床. 上海：上海科技教育出版社，2009.

［3］丁自海，杜心如. 脊柱外科临床解剖学. 济南：山东科学技术出版社，2008.

［4］蔡钦林. 颈椎病及颈椎疾患. 北京：北京医科大学出版社，2002.

［5］田慧中，艾尔肯·阿木冬，李青. 颈椎外科技术. 广州：广东科技出版社，2011.

［6］李明，牛云飞. 颈椎病 200 问. 上海：第二军医大学出版社，2013.

第三章

困难声门的定义、形成机制及原因

暴露声门是实施喉微创手术的前提，声门不能暴露，喉微创手术则无从谈起。随着国人寿命的延长，年长患者的增多，声门暴露困难的病例呈上升趋势。对于早期喉恶性肿瘤患者而言，如果声门暴露困难，则无法进行支撑喉镜手术，该患者将会失去微创治疗的机会，因此，声门暴露问题应引起喉外科医生的高度关注。

一、定义

困难声门一词是受麻醉科的专业术语"困难气道"启发而来的，指在充分麻醉的情况下，经口放入支撑喉镜过程中，通过调整头颈肩的位置、调节支撑架、颈部按压喉体等方法，声门不能完全显露的临床困局。

纯粹的困难声门是难以确切定义的，因为影响声门暴露的因素较多，患者的自身条件、术者的熟练程度、喉镜的种类以及麻醉的水平等等均参与其中。同一患者，对某一医师某一医疗机构可能是困难声门，但对另一医师另一医疗机构可能就不是困难声门。这里所定义的困难声门是针对支撑喉镜而言的，是假定患者已经充分麻醉，即使该医疗机构里经验最丰富的医生也不能将声带完全暴露出来的一种情况。这样的定义不够严谨，但比较符合临床具体实际，能涵盖绝大多数手术实情。

目前耳鼻咽喉科就支撑喉镜下声门暴露困难的状况尚没有给出专业的定义，对声门暴露的程度亦无统一的分级标准。麻醉专业在这方面已有较为细致深入的研究，因为声门暴露问题也是气管插管必须关注的问题，声门暴露的好坏直接关系到气管插管的难易。麻醉专业经典的喉镜显露分级是 Cormack-Lehane 分级。这一分级依据的是直接喉镜暴露喉部结构的可见度，对困难气道的评估有指导意义，非常值得耳鼻咽喉科医生学习和借鉴。Cormack-Lehane（C-L 分级）喉镜显露分级如下[1]：

C-L1 级：声门完全显露；

C-L2 级：仅见声门的后半部；

C-L3 级：仅见会厌；

C-L4 级：未见会厌（图 3.1）。

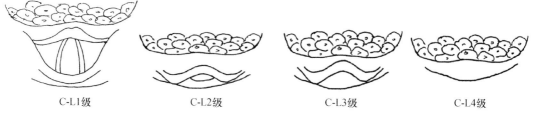

C-L1级　　　　　C-L2级　　　　　C-L3级　　　　　C-L4级

图 3.1 Cormack-Lehane 喉镜显露分级

Cormack-Lehane 分级是为气管插管提出的，目的是为插管的难易程度做评估，对以声带手术为目的声门暴露分级尚不够实用。在支撑喉镜手术中，C-L3 级和 C-L4 级对手术完成与否的影响是一样的，可以合并成一级。因此，参照 Cormack-Lehane 分级，我们按声门暴露困难的严重程度，将困难声门分为三级：

困难声门Ⅰ级：能暴露部分声带，但前连合无法显露。

困难声门Ⅱ级：能暴露杓状黏膜，声带完全不可见。

困难声门Ⅲ级：杓状黏膜不可见（图 3.2）。

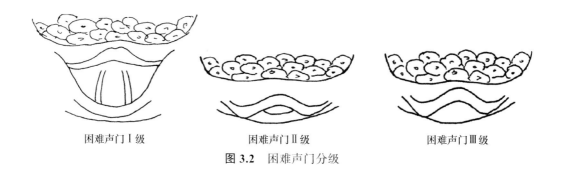

困难声门Ⅰ级　　　　　　困难声门Ⅱ级　　　　　　困难声门Ⅲ级

图 3.2 困难声门分级

这样的分级临床操作性强，对评估手术的可行性有指导意义：

困难声门Ⅰ级能显露部分声带，若病变也同时自然显露，可完成手术；若病变是通过压喉而暴露的，手术切除时须仔细辨别病变组织的界线，因为压喉所造成的声带松弛变形会影响术者对病变组织的识别。若病变位于前连合区，则无法完成手术。

困难声门Ⅱ级因为无法显露声带，往往在多次努力无效后终止手术，患者多有不同程度的咽痛或牙损伤。若病变位于杓状黏膜、环后区和会厌舌面等部位，则不影响手术操作。

困难声门Ⅲ级是最严重的困难声门，麻醉插管亦十分困难，多见于较严重的小下颌和颈椎僵硬患者，困难声门Ⅲ级几乎不可能完成声门区的手术。

二、形成机制

如前所述，人体上气道的三轴线以角度相交，而支撑喉镜的镜身为直管，为了达到暴露声门的目的，术者放置支撑喉镜过程中必须克服三条轴线间的成角：调整头位、上抬下颌骨、挤压舌根，挑起会厌，直至三轴线相互重叠成为一条直线，喉镜方能被送达声门（图3.3）。在全麻充分肌松的状态下，多数患者的三轴线都可以成为一条直线，用支撑喉镜能完成大部分喉微创手术。

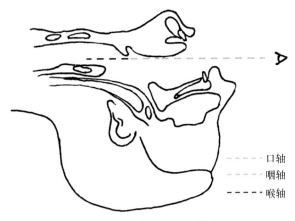

口轴
咽轴
喉轴

图3.3 三轴线重叠成一直线示意图

由于喉镜的放置改变了人体气道的解剖曲度，需要上下颌骨、颈椎、舌根、咽喉部软组织、喉体等组织器官的共同参与，需要术者施加力量使这些结构改变位置、门齿受力、舌根受压。因此，为了获得满意的声门，患者的口腔结构、下颌骨形态及位置、颞颌关节、颈椎的解剖与功能必须正常。若上述结构中有任何一项或多项解剖异常或病理改变，只要影响到三轴线重叠成一条直线，都有可能成为声门暴露困难的原因。特别是下颌骨的前伸度、颈椎活动度、舌根的厚度和喉体位置对三轴线调整成一条直线的作用较大，是声门暴露的主要影响因素。

三、原因

困难声门的发生有多方面的影响因素[2-3]，根据部位和病因不同，有不同的分类方法。按病变部位可分为上气道因素、颈部因素和全身因素，按病因分类可分为解剖变异、疾病、外伤等因素。一种病因可以通过一个或多个特定部位来影响气道，一个部位也可能存在多种病因，临床更多的困难声门是由多种病因引起的，并且涉及多个部位。常见的病因有以下几类。

（一）解剖变异

主要指先天性或出生后发育过程中出现的解剖异常，表现为龅齿、下颌后缩及小颌畸形、上颌骨前突、短颈等。

1. 龅齿

指前牙深覆盖，意思是指上前牙前突超过正常，也就是指自上前牙切嵴至下前牙唇面的水平距离，正常为 3 mm，大于 3 mm 以上为深覆盖，重者可达 10 mm 以上。前牙深覆盖是很常见的牙颌畸形（图 3.4）。

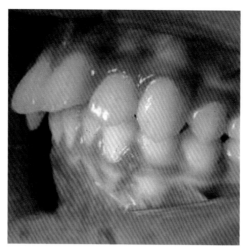

图 3.4　前牙深覆盖

前牙深覆盖发生的原因如下[4]：①不良习惯：不良的吮指、吮下唇、咬物及舌舐上前牙等习惯，都给上前牙施以向唇侧推动的压力，使上前牙唇面倾斜产生间隙，造成前牙覆盖过大。②先天缺失下前牙。③上颌前牙区多生牙。④张口呼吸，因鼻道部分阻塞而以口呼吸代之。张口呼吸时，唇肌松弛，使上前方外侧失去控制。⑤遗传因素。

前牙深覆盖使口轴线下移，造成口轴与咽轴间的交角空间变小，喉镜通过交角时阻力大，强行通过后容易造成牙损伤，由于过长的上切牙影响到舌根和会厌的抬起，因而声门暴露较困难。遇到因前牙深覆盖所导致的困难声门时，可考虑将喉镜从侧切牙处进入咽腔，用此路径一部分患者的声门可以暴露出来。

2. 下颌后缩及小颌畸形

下颌后缩畸形是指下颌相对颅底处于靠后的位置，但形态发育基本正常；而小颌畸形则是由于发育障碍导致的小下颌畸形。

下颌后缩畸形通常表现为如下几点。①面下 1/3 突度不足，垂直距离过短。②前牙呈深覆𬌗、深覆盖，牙代偿表现为上颌前牙舌倾、下颌前牙唇倾。

小颌畸形则表现为如下几点：①俗称"鸟形脸"的特征性面型，颏突度缺乏、颏颈距离过短及颏下软组织隆起。其余表现类似下颌后缩畸形。②严重的小颌畸形患者常因为继发上气道狭窄，造成睡眠打鼾、憋气、反复呼吸暂停和日间嗜睡，存在不同程度的阻塞性睡眠呼吸暂停综合征症状[5]。

下颌后缩及小颌畸形均使口咽段气道的骨性框架变小，导致困难声门。

（二）疾病因素

许多疾患诸如颈椎强直、颞下颌关节病变、弥漫性骨质增生均可能造成气道活动或移位减少，而肥胖、舌根肥大、肢端肥大症等能导致气道变窄，使得喉镜放置操作较为困难。

1. 颈椎僵硬

颈椎僵硬可以发生于颈椎病、强直性脊椎炎，也可以存在于中老年人中。随着年龄的增加，人体颈椎的活动度将不断下降。正常情况下，人体颈椎前屈、后伸的范围分别为45°，总范围为90°，有研究显示当前屈后伸范围小于80°时，困难声门的发生率将增加。而在70岁的老人中，前屈后伸角度仅为正常人的80%，故老年患者中困难声门所占比率较高。

颈椎僵硬降低了口轴、咽轴、喉轴三轴线角度由锐到钝的变化度，使三轴线重叠的可能性降低，不利于喉镜的放置和声门的暴露。

2. 颞颌关节强直

指颞颌关节因器质性病变，导致长期开口困难或完全不能开口。一类是关节内强直，另一类是关节外强直。关节内强直最常见的病因是感染性炎症，其次是外伤；关节外强直是由面颊部组织损伤后的瘢痕收缩所导致的。

颞颌关节强直的主要症状是进行性开口困难，或完全不能开口，病史较长，同时伴有面下部发育障碍、畸形、髁突活动减弱或消失。对关节外强直患者进行耳前区扪诊，髁突可有轻微活动[6]。

颞颌关节强直降低了患者的张口度，使口腔气道与咽腔气道的空间均变小，喉镜难以插入也难以越过舌根，多导致Ⅲ级困难声门，严重者会厌也不能窥视。

3. 舌根肥厚

舌根肥厚可以单独为一种疾病，或者是由某些全身疾病所导致的，如舌根扁桃体增生、甲状腺功能减退、肥胖等。间接喉镜检查通常表现为舌根高，遮挡会厌，喉腔暴露差。

舌根肥厚使喉镜与下颌骨之间的空间变小，影响喉镜的上抬，喉镜越过口轴与咽轴交角时阻力大，故声门较难暴露。

4. 肥胖

肥胖患者的气道黏膜呈全程性肥厚和松弛，舌组织肥大增厚，和口咽喉黏膜一起挤在上气道腔内，使气道变窄；而舌根外侧的颈部软组织亦肥厚，顺应性差，妨碍了喉镜的放置和上抬。肥胖是临床上比较常见的导致困难声门的原因。

（三）创伤因素

创伤后致解剖结构畸形也是造成困难声门的重要原因。口腔颌面部创伤造成的颌骨骨折移位、头颈部大手术后发生的口腔舌根颌面部组织瘢痕，以及面颈部烧伤后大面积瘢痕挛缩畸形、咽喉放射治疗后造成的气道纤维化，均可导致上气道腔和颈部软组织顺应性降低，不利于喉镜上抬。

（王　丽　李丽娟　许　挺）

参考文献

［1］杭燕南，江伟，李士通．当代麻醉学，第2版．上海：上海科学技术出版社，2013．

［2］Weed DT，Courey MS，Ossoff RH．（1994）Microlaryngoscopy in the difficult surgical exposure：a new microlaryngoscope．Otolaryngol Head Neck Surg，110（2）：247-252．

［3］Hsiung MW，Pai L，Kang BH，et al．（2004）Clinical predictors of difficult laryngeal exposure．Laryngoscope，114（2）：358-363．

［4］呼云之．医生细说口腔疾病．北京：中国劳动出版，1999．

［5］孙正．口腔科诊疗常规．北京：中国医药科技出版社，2012．

［6］李春梅、李越、刘静明．中华眼耳鼻咽喉口腔科护理"三基"训练手册．济南：山东科学技术出版社，2006．

第四章

困难声门的预测

喉微创手术是在全身麻醉下进行的手术，满意的声门暴露是手术得以完成的关键。由于部分患者存在气道解剖异常、疾病、外伤等导致困难声门的因素，使手术并发症风险增加，严重者甚至导致手术失败，因此，术前准确而又有效地对困难声门进行预测对于喉科医师尤为重要，这有利于术前做好各项准备工作，制定出可行的解决方案，有利于做好患者及家属的术前沟通，保障治疗的顺利进行。

多年来，国内外学者对困难声门的预测进行了各项研究，通过这些，研究学者们提出了一些预测指标，这些预测大多还是参照麻醉学界对气管插管困难的预测标准，其中体重指数、颈围、颈椎活动度、张口度、改良的 Mallampati 分级、甲颏间距等都被认为是与困难气道密切相关的预测指标[1-3]，但具体哪些指标对于预测最有价值尚无定论。由于喉微创手术中的声门暴露比气管插管的喉腔暴露要求更高、更全面，尽管目前仍缺少喉科学者公认的重复性好的指标，但大多数学者认为，麻醉学界的多项指标联合应用有助于提高困难声门预测的准确度。

一、一般参数

1. 体重指数

亚洲人以体重指数 $> 25 \ kg/m^2$ 为肥胖，多数麻醉学者认为体重指数是预测困难气道的可靠指标，但体重指数对支撑喉镜下困难声门的预测价值也存在争议，有学者认为体重指数对于困难声门的预测价值有限，但 Juvin[4] 等发现困难声门在肥胖患者中更容易出现。有研究报道，当体重指数 $> 25 \ kg/m^2$ 时发生困难声门的可能性大大增加[1, 5-6]，并且其特异性超过 70%，因此认为体重指数 $> 25 \ kg/m^2$ 可以作为预测困难声门的可靠指标[6]。

2. 颈围

颈围为头部保持正中时，以甲状软骨上切迹水平处绕颈一周的长度。麻醉学者指出颈围增加和肥胖是困难气管插管的危险因素，国内外的耳鼻咽喉科学者也发现肥胖与颈围过大有明显的相关性，颈围过大的患者容易发生声门暴露困难。Pinar[7] 等发现颈围 $>$ 40 cm 时困难声门的发生率增加了 12 倍，且多因素 logistic 分析表明颈围 $>$ 40 cm 是困难声门发生的独立危险因素。

体重指数与颈围之间有一定的相关性，通常体重指数越大，颈围便越大。这两个指标主要反映了上气道黏膜与颈部皮肤之间的厚度。当体重指数大、颈围大时，患者的舌根肥厚、颈部皮下脂肪堆积，上气道周围软组织相应增厚，而患者下颌骨前伸度不会因软组织增厚而有同等的增加[8]，因而造成喉镜上方的空间变窄，组织顺应性降低，不利于喉镜的上抬。

二、口咽舌分级对困难声门的预测

1. 张口度

张口度即张口最大限度时上下颌切牙之间的距离（图 4.1），正常值介于 3.5 ～ 5.6 cm；如果小于 3 cm（相当于两横指高度），提示有困难插管的可能。有学者认为张口度 < 4.5 cm 可能同样会影响支撑喉镜声门暴露的情况，但也有学者指出张口度主要体现颞颌关节的活动度，作为预测困难声门的参数是不合适的[9]。

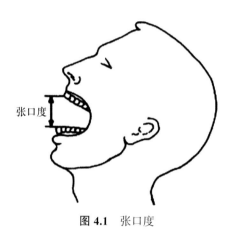

图 4.1　张口度

2. 咬上唇试验

患者端坐位时，下颌尽量前伸，用下切牙尽量向上唇咬合，根据下切牙上缘与唇线间位置不同分为 3 级：咬上唇试验 1 级，下切牙上缘超过上唇，完全覆盖上唇黏膜；2 级，下切牙可覆盖上唇，仍有部分黏膜可见；3 级，下切牙不能咬及上唇[10]。咬上唇试验反映了下颌的前伸度。3 级常常提示有困难声门的可能，但有研究指出咬上唇试验的敏感度和特异度仅为 8.1% 和 8.2%，因此不推荐单独应用于支撑喉镜下困难声门的预测[11]。

3. 改良 Mallampati 分级

患者取正坐位姿势，头居于正中，面向检查者，用力张口至最大限度，伸舌但不发音，检查者根据咽部结构的可见度进行分级。1 级：可清楚看到软腭、腭弓、悬雍垂；2 级：可见软腭、腭弓，而悬雍垂部分被舌根遮挡；3 级：仅能见到软腭，而腭弓、悬雍垂全被舌根遮挡；4 级：完全看不到软腭（图 4.2）。改良 Mallampati 分级反映了口腔咽腔空间的大小，简便易行，是临床较常用的评估困难声门的检查方法。很多学者研究发

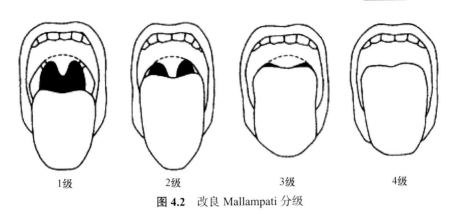

图 4.2　改良 Mallampati 分级

现使用改良的 Mallampati 评级时，3、4 级 Mallampati 评分常常提示困难声门发生率会明显增高[7, 12-13]。

4. Yamamoto 分级

以间接喉镜下所见进行分级，1 级为声门全部可窥见；2 级为仅后连合可见；3 级为仅会厌可见；4 级为无法看到任何喉部结构（图 4.3）[14]。和 Yamamoto 分级 1、2 级的患者比较，3、4 级的患者出现困难声门的概率明显升高[15]。

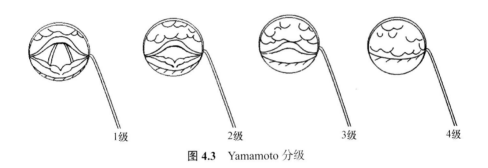

图 4.3　Yamamoto 分级

三、头颈部测量对困难声门的预测

1. 颈部后仰角和颈部后仰度

颈部后仰角测量法为：患者坐位时尽量头部后仰时的位置为最大头颈仰伸位，测量该体位与头颈中立位的夹角（图 4.4）。

颈部后仰度是指患者坐位头部尽量后仰时，上门齿前端与身体纵轴线相交的角度（图 4.5）。

两者均反映颈部后伸的程度，当颈部后仰角＜ 30°、颈部后仰度＜ 90°时提示颈部后伸受限，困难声门的发生率会明显升高[16-17]。

2. 甲颏间距

是指患者端坐位头颈部后仰并保持最大颈仰位时甲状软骨上切迹与下颌骨颏突的距

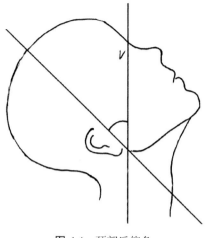

图 4.4　颈部后仰角

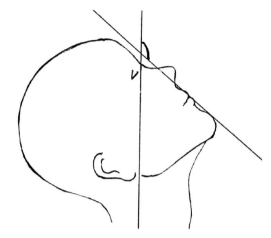

图 4.5　颈部后仰度

离（图 4.6）。绝大部分学者认为甲颏间距反映甲状软骨的位置，甲颏间距越小，甲状软骨的位置越高，声门的暴露也就越困难。国内学者研究发现甲颏间距小于 6 cm 时就会发生困难声门[6, 17]，因此甲颏间距小于 6 cm 是预测困难声门的可靠指标。

3. 胸颏间距

是指头颈最大后伸位胸骨上切迹与下颌骨颏突间距离（图 4.7），胸颏间距小于 12.5 cm，将会出现声门暴露困难[18]。该参数可以反映头向后仰伸的程度，和颈部后仰角、颈部后仰度比较接近，但临床操作性更强，测量比颈部后仰角和颈部后仰度简单。

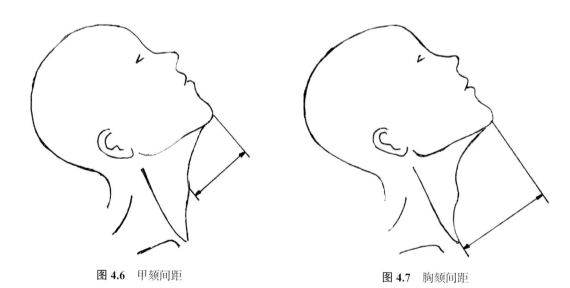

图 4.6　甲颏间距　　　　　　　　　　　　　　　图 4.7　胸颏间距

4. 舌颏间距

是指头颈最大仰伸位时舌骨中点到下颌骨颏突的距离（图 4.8），通常临床认为舌颏间距应不少于 3 横指[19]，小于 3 横指时困难声门的发生率将增加。

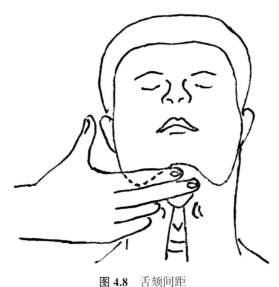

图 4.8 舌颏间距

四、影像学检查对困难声门的预测

1. 颈部后仰度

拍摄头颈部的侧位 X 线片，首先让患者闭口和两眼平视前方，然后再拍摄头部在寰椎关节上尽量后仰时的 X 线平片，两者对照即可显示颈部后仰度。颈部后仰度减小时提示颈部后伸受限，困难声门的发生率升高。

2. 张口仰头（含牙）颈部侧位片

拍摄患者张口仰头颈部侧位片，要求患者头部尽量后仰，嘴张到最大，同时将上下中切牙包括在摄片内。用读片系统自带测量工具测量舌-甲颏距离（舌骨到甲颏连线的垂直距离）、上切牙长度、舌颏间距和上下切牙间距等数据（图 4.9）。舌颏间距小于 5.4 cm，舌-甲颏距离大于 2.6 cm，困难声门的发生率高，这两项指标客观上反映了舌骨与颏突之间的距离，两者之间越近，喉位越高，声门暴露就越困难。当上切牙大于 12.6 mm，上下切牙间距小于 4.5 cm 时，困难声门的发生率增加[20]。

3. 软组织因素

CT 和 MRI 检查着重于测量鼻咽、咽腔、喉腔和气管等部位的软组织。利用三维 CT 重建气道，不仅可以预测是否会出现困难气道，而且还能通过图像模拟喉镜通过路径，有助于对舌根厚度进行评估，以便术中控制好舌根受力，避免过度挤压。

在实施支撑喉镜手术前对影响声门暴露的临床指标进行分析和测量，有助于术前预测困难声门的可能性。这些客观指标也是对医生根据临床经验进行术前判断的补充与修正，对评估手术的难易、并发症发生的概率，以及选择合适的手术方式都具有很好的指导作用。但同时我们也应该清醒地认识到，虽然上述指标中的一项或多项异常能导致困难声门；但就某项异常指标而言，对一个患者是导致困难声门的原因，对另一个患者也许就不是原因。这是因为困难声门的发生受多种因素的影响，是上气道解剖结构诸多病

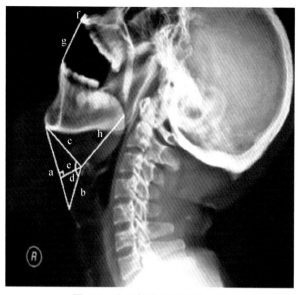

图 4.9 张口仰头颈部侧位片

a：甲颏间距；**b**：甲舌间距；**c**：舌颏间距；**d**：舌骨到甲颏线的垂直距离；**e**：颏–舌–甲交角；**f**：上切牙长度；**g**：上下切牙间距；**h**：舌厚度

理生理因素协同作用的结果，这些影响因素复杂多变，彼此相互联系相互制约。因此，目前临床上还没有公认的、可靠的困难声门预测体系。困难声门的研究任重而道远。

附：困难声门的简单识别方法

为便于临床应用，可以把困难声门的预测因素进行简化，按病史、体检和支撑喉镜放置顺序分述如下：

（一）病史

1. 颈椎病
2. 强直性脊柱炎
3. 肢端肥大症
4. 口腔咽喉大手术史、外伤史、放射治疗史

（二）体检

1. 上切牙过长
2. 张口小于 2 横指
3. 小下颌
4. 颈短粗
5. 甲颏间距过短小于 3 横指
6. 舌根组织肥厚

7. 头颈皮肤有大范围瘢痕

8. 肥胖

9. 高龄，特别是 70 岁以上患者

上述项目单独或合并存在，都提示该患者存在潜在的困难声门之可能。

（三）支撑喉镜放置顺序

1. 牙齿

首先要注意是否有松动牙和牙齿的长短，松动牙不利于喉镜向咽腔推送；过长的切牙使口轴线下移，妨碍喉镜通过口轴与咽轴之间的交角，声门不易暴露。其次要注意最大张口时上下切牙间的距离，注意下颌骨向前的移动度。如果移动度较大，上切牙间的距离较大，提示下颌的前伸度良好，声门易于暴露。

2. 口腔

口腔内部空间大、舌根小且活动度大的口腔易于喉镜置入。如果张口度小、舌根肥大，则声门暴露的难度将增大。

3. 下颌区域

下颌区域的前方和侧方是下颌骨，下方是舌骨。颏舌间距若大于或等于三横指，提示口底舌根软组织被喉镜抬起的空间大，声门易于暴露；如果此段距离短或组织顺应性差，软组织不能抬起，声门暴露则较难。既往有手术史、烧伤后大面积瘢痕或放射治疗后、肥胖导致的局部脂肪组织堆积都可能使口底舌根软组织顺应性减低，支撑喉镜上抬舌根需要更大的上提力量，此类患者的声门多为困难声门。

4. 颈部

首先，要注意颈椎的后伸和屈曲度。后伸位使得口轴、咽轴、喉轴间的交角增大，是放置支撑喉镜的最佳体位。其次，观察颈部是否短粗，因为颈部过短，喉部更靠近头部，上气道呈小弧形，相比于细长颈部的大弧形气道，短颈的口轴、咽轴、喉轴更难重叠成一条直线。

（李丽娟　王　丽　许　挺）

参考文献

［1］Roh Y. W., Lee Y. W. Prediction of difficult laryngeal exposure in patients undergoing microlaryngosurgery. Ann Otol Rhinol Laryngol, 2005, 114: 614-620.

［2］Hekiert A. M., Mick R., Mirza N. Prediction of difficult laryngoscopy: does obesity play a role? Ann Otol Rhinol Laryngol, 2007, 116: 799-804.

［3］Hsiung L. M., Pai W., Kang B. H., et al. Clinical predictors of difficult laryngeal exposure. Laryngoscope, 2004, 114: 358-363.

［4］Juvin P, Lavaut E, Dupont H, et al. Difficult tracheal intubation difficulty score: a new weighted score for difficult airway assessment. Eur J Anaesthesiol, 2009, 26: 1003-1009.

［5］Ohno S1，Hirano S，Tateya I，et al. Management of vocal fold lesions in difficult laryngeal exposure patients in phonomicrosurgery. Auris Nasus Larynx，2011，38（3）：373-380.

［6］陈浩，孙敬武，方锐. 支撑喉镜下声门暴露困难和术后疼痛的预测分析. 临床耳鼻咽喉头颈外科杂志，2014，28（18）：1390-1393.

［7］Pinar E，Calli C，Oncel S，et al. Preoperative clinical prediction of difficult laryngeal exposure in suspension laryngoscopy. Eur Arch Otorhinolaryngol，2009，266（5）：699-703.

［8］HiremathA. S.，Hillman D. R.，James A. L.，et al. Relationship between difficult tracheal intubation and obstructive sleep apnoea. Br. J. Anaesth，1998，80（5）：606-611.

［9］孟庆祥，高雄辉，宋江顺，等. 支撑喉镜声门区暴露困难的多因素分析. 临床医学，2010，30：41-43.

［10］Khan ZH，Kashfi A，Ebrahimkhani E. A comparison of the upper lip bite test（a simple new technique）with modified Mallampati classification in predicting difficulty in endotracheal intubation：a prospective blinded study. Anesth Analg，2003，96（2）：595-599.

［11］Myneni N，O'Leary AM，Sandison M，et al. Evaluation of the upper lip bite test in predicting difficult laryngoscopy. J Clin Anesth. 2010，22（3）：174-178.

［12］Voyagis G S，Kyriakis K P，Dimitriou V，et al. Value of oropharyngeal Mallampati classification in predicting difficult laryngoscopy among obese patients. European Journal of Anaesthesiology，1998，15（3）：330-334.

［13］王敏，肖志容，余杰情，等. 全麻支撑喉镜下声门暴露困难的相关因素. 中国医学创新，2012，9（1）：1-2.

［14］Yamamoto K，Tsubokawa T，Shibata K，et al. Predicting difficult intubation with indirect laryngoscopy. Anesthesiology，1997，86（2）：316-321.

［15］吕萍，唐嗣泉，蒲红英，等. 支撑喉镜声门暴露困难的 Yamamoto 分级法预测. 听力学及言语疾病杂志，2009，17（5）：494-495.

［16］王吉选，胡艳红，王东海，等. 支撑喉镜下声门暴露困难相关因素分析. 临床耳鼻咽喉头颈外科杂志，2015（17）：1519-1521.

［17］孙大金. 实用临床麻醉学. 北京：中国医药科技出版社，2001.

［18］尤新民，皋源. 围术期气道管理. 北京：世界图书出版公司，2010.

［19］周青山，余奇劲，尹述洲. 临床麻醉与疼痛诊疗疑难危重病案讨论荟萃. 北京：科学出版社，2009.

［20］许晨婕，崔西栋，赵霞. 张口仰头含牙颈部侧位片在预测困难支撑喉镜中的应用. 复旦学报，医学版，2015，42（5）：634-638.

第五章

如何解决困难声门

随着现代生活节奏的不断加速、人口老龄化和肥胖人群数量的增多，喉部疾病的发病率和困难声门的发生率均呈逐渐上升趋势。重视困难声门是保障喉微创治疗顺利进行的前提，在临床实践中，我们除了要重视困难声门的识别外，更重要的是建立一套安全可靠的技术方法以解决困难声门的暴露问题。

一、基于支撑喉镜的研究

1991 年 Kantor[1]介绍了在支撑喉镜基础上，用带有电视摄像机的硬性内窥镜代替显微镜施行喉显微手术，取得了良好的效果，自此以后，内窥镜＋支撑喉镜组合很快得到了迅猛发展。与喉显微镜相比，硬性内镜除了提供清晰的视野外，还能通过更换不同角度窥镜扩大观察范围，增加了声门的暴露。

这一技术运用的初期，所使用的硬性内窥镜为鼻窦内窥镜。由于鼻内镜的长度与支撑喉镜长度相近，在喉镜内占用了一定的空间，阻挡了喉显微器械的操作，不利于病变组织的切除。翁柏岳[2]用泌尿科膀胱镜代替鼻内镜，借助膀胱镜的镜体长、多角度、视角大的特点，既伸入到声门下观察病变，又获得了空间用于喉钳操作，顺利完成了困难声门病变的切除。

目前，硬性内窥镜辅助的支撑喉镜已经是喉微创外科的常规设备，临床上有专门为喉手术设计的硬性内窥镜和配套的支撑喉镜。内窥镜的角度为 12°～ 15°，经喉镜侧壁的小槽到达镜体前端，不妨碍喉显微器械操作（图 5.1）。由于硬性内窥镜可以通过更换不同角度镜观察声门，也可以使镜头稍远离声门来获得更大的视野，因此，和显微镜辅助的支撑喉镜相比，硬性内窥镜所获得的声门视野要比显微镜大，一部分在显微镜下的Ⅱ级困难声门，在硬性内镜下可能为Ⅰ级，或者声门完全暴露。可以说，硬性内窥镜降低了显微镜下困难声门的级别。

对于硬性内镜下的Ⅰ级困难声门，前连合仍然看不见；而对所暴露出的病变，也可能存在着"可见不可及"和"见树木不见森林"两种术中困局。

1."可见不可及"

指的是看得见病变却因病变所处的位置与角度，喉显微器械"够不着"的无能状态。这是由支撑喉镜的直管镜身以及内窥镜的角度视野共同决定的。因镜身为直管，进出喉镜管腔的器械必须为直线设计，可成角度的部位只能在钳头，而钳头的长度和角度有限，

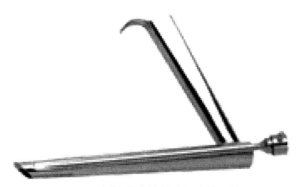

图 5.1 硬性内窥镜辅助的支撑喉镜

对于过偏离喉镜的病变，角度钳难以到达。

2. "见树木不见森林"

指的是支撑喉镜仅能显露局部而不能显露整体的管状术野。管状术野不利于术者对病变器官的整体把握，例如对于较大体积的任克水肿，管状术野往往不能在显露病变的同时也显露整个声门。

为解决"可见不可及"的困境，翁柏岳[2] 将支撑喉镜和纤维喉镜相结合，借助纤维喉镜较大的弯曲角度，到达病变予以切除。因纤维喉镜的喉钳小，这种结合技术只适合切除小的声带良性病变。

用硬性内窥镜和纤维喉镜辅助支撑喉镜，虽然能够切除Ⅰ级、Ⅱ级困难声门病变，但对于Ⅲ级困难声门，仍无法完成对病变组织的切除。为解决这一难题，喉微创外科把目光转向弧形喉镜。

二、基于弧形可视喉镜的研究

弧形可视喉镜是麻醉科近年来广泛用于困难气管插管的新技术。弧形可视喉镜出现以前，麻醉喉镜一直是麻醉科用于气管插管的基本工具。麻醉医师在进行气管插管之前，先用麻醉喉镜挑起舌根或会厌，从麻醉喉镜的镜柄端向喉腔查看声门（图 5.2），明确声

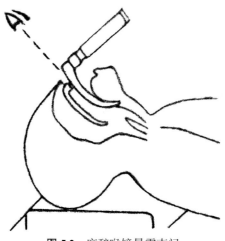

图 5.2 麻醉喉镜暴露声门

门位置之后插入气管导管。

（一）麻醉喉镜

麻醉喉镜由喉镜柄和喉镜片组成。镜柄内装有两节 2 号电池，是喉镜的电源，喉镜片是用来伸入喉部显露声门的部分。任何喉镜片都有一个凸缘，为的是把舌体移向口腔左侧，使视线不受阻挡；另一个凹缘，其作用是暴露喉腔。喉镜片近尖端处有一小灯泡，是喉镜的光源。喉镜柄和喉镜片间可以自由装卸。当喉镜柄与喉镜片间张开呈直角时，光源的电路与喉镜柄内电源接通，发挥照明作用（图 5.3）。

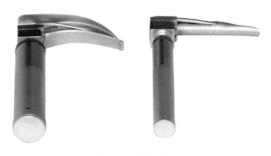

图 5.3 麻醉喉镜

喉镜片的种类很多，根据外形分为直型和弯型两大类，成人常用的为弯型喉镜片[3]。直型镜片的优点是声门暴露较完全，可在直视下将导管直接插入气管，而勿需用管芯导入。弯喉镜片的优点是对牙齿的损伤较小，导管通过口咽时有较大间隙，由于镜片顶端不接触会厌，会厌损伤机会较少，也减少了呛咳反射和喉痉挛的发生率[4]。

1. 暴露声门

使用麻醉喉镜进行气管插管前，先摆好患者的头位，使口、咽和喉三条轴线呈一条近似的直线（图 5.4）；然后调整好手术床的高度，使患者的面部处于麻醉医生剑突水平

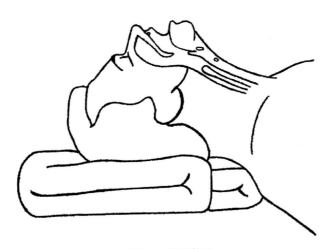

图 5.4 插管体位

的高度。绝大多数患者是在全麻诱导后施行气管内插管的。

充分诱导麻醉后麻醉医师左手持喉镜，握住手柄与喉镜片的连接部位，从患者口腔右侧放入喉镜片，避开门齿，并将舌体推向口腔左侧。镜片置入后手柄要与患者身体成垂直状。避免使用暴力或将力点作用于门齿和上唇，采取上提喉镜的手法显露会厌。

会厌显露以后，根据选用弯型或直型喉镜片的不同，暴露声门的操作方法略有不同。①弯型喉镜片的顶端放置于会厌谷，之后向上、向前提起。这种力量作用于舌会厌中韧带，带动会厌软骨向上移动，声门即可暴露。②直型喉镜片顶端继续向前，放置于会厌的喉面后亦向前、向上提起，使会厌随镜片一起上抬，暴露声门。在体外用右手向下压或侧移甲状软骨，有助于声门的暴露（图5.5）。

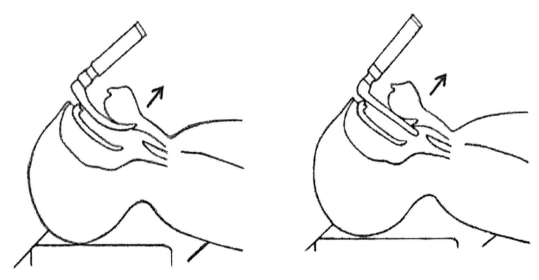

图 5.5　声门暴露方法

2. 气管内插管

暴露声门后，插管在直视下进行：麻醉医师右手以执毛笔式持导管从口腔的右侧置入，导管的弯曲端在前，越过口腔后逐渐向中线靠近，于喉镜片下通过声带进入气管，待套囊恰好通过声门后，快速将气囊充气，听诊胸廓确保导管位置正确，之后用胶布固定导管[4]。

麻醉喉镜虽然能够暴露声门，但在插管后由于气管导管的遮挡和喉镜的狭小视野，声门变得很难再暴露，也正因为如此，麻醉直接喉镜未被广泛用于声带手术。真正引起喉科医生关注麻醉喉镜是在弧形可视喉镜出现以后。

（二）弧形可视喉镜

弧形可视喉镜也称为视频喉镜，该喉镜在传统的弯型喉镜叶片中装入了光源和摄像头，摄像头采集的图像经光缆线传导到镜柄顶端的液晶屏、观察目镜，或连接于监视器上，麻醉医生插管时通过液晶屏、目镜或监视器确定喉镜进入咽腔的深度，不再用肉眼直视声门（图5.6）。

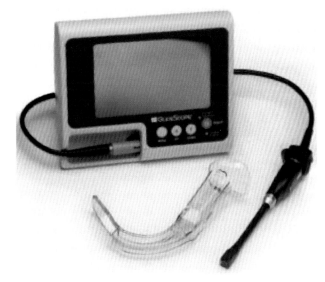

图5.6 弧形可视喉镜

在麻醉科，弧形可视喉镜特别适用于头颈部活动受限、气道存在解剖畸形以及声门位置较高的困难气道患者[5-6]。它具有以下优点：

（1）声门暴露更加容易：由于摄像头位于镜片前端，可直接将镜片前端的组织结构通过光缆线传递至外接显示器上，而不必从口腔外观看咽喉深部的组织结构，等同于拉近了麻醉医师与喉部的距离，使喉部显露更加容易。

（2）增加了声门的暴露：由于弧形喉镜片符合上气道曲度，能顺口轴、咽轴、喉轴的交角直达声门上方，并且摄像头能轻松对准喉轴，故增加了声门的暴露，适用于各类困难声门。

（3）操作简单易学：术者只需将弧形喉镜叶片顺口腔咽腔气道放入，便可以到达声门，无需进行特殊训练。

（4）对气道周围组织损伤小：因喉镜叶片的弯曲角度是按照人体上气道曲度设计的，故放置时已无需使口轴、咽轴、喉轴三轴线重叠，明显降低了使用麻醉喉镜时所需用的上提力[7]。

（5）方便教学：通过显示器，不仅周围的医护人员可清楚地看到整个操作过程，也便于助手从中学习与配合[8]。

（三）弧形喉镜应用于喉微创手术

受视频喉镜的启发，在2015年10月第十四次全国耳鼻咽喉头颈外科学术会议上，李丽娟[9]最早报道了UE可视喉镜下声带微创手术技术的设计及其应用，取得100%的声门暴露率。UE可视喉镜轻便灵活，分镜柄喉镜叶片与液晶显示屏两大部分，将两者结合即可作为手术窥镜使用（图5.7）。摄像头和光源位于喉镜叶片前端，声门图像通过手柄传至液晶显示屏上，手术在液晶显示屏下进行。

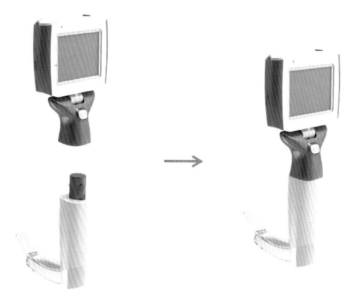

图5.7 UE可视喉镜

UE可视喉镜的镜叶片前1/3上翘呈30°～42°角，符合口腔咽喉的生理弯曲，非常适用于困难声门患者，配合施乐辉等离子EIC7070刀头、奥林巴斯组织钳及其自制持钳器，李丽娟完成息肉、任克水肿、小结、白斑等手术27例，全部病例均获得满意的治疗效果（图5.8）。

也就在同一时期，宋伟[10]将自制弧形支撑喉镜用于困难声门，取得了良好的效果。这种自制喉镜镜叶为弧形，与麻醉喉镜相似，前端适当延长，用以暴露前连合。虽然在放置过程中需要借助带监视摄像系统的电子喉镜来照明和提供手术视野，但因其设计符合人体工程学原理，从插管到声门暴露时间不到30s，宋伟还自行设计了弧形手术器械，用来完成声带息肉的切除（图5.9）。

虽然UE可视喉镜用于声带微创治疗取得了令人满意的声门暴露和满意的治疗效果，但和内镜支撑喉镜以及显微支撑喉镜相比，UE可视喉镜的清晰度却显不足。所获得的满意疗效一方面源于术者个人的经验和技巧，另一方面源于喉镜下的声带处于相对自然的生理状态，没有因支撑架的杠杆作用而绷紧或因颈部压喉而松弛变形，为术者切除病变提供了一个较好的解剖条件。

为了获得更清晰的显示画面，我们开始研究Airtraq喉镜在喉微创外科中的作用。当将Airtraq喉镜和高清录像显示系统结合时，我们发现这种组合能够获得高品质的声带手术视野（图5.10）。Airtraq喉镜后部有一个叶片，是麻醉科用于插管的引导槽的后壁，若用于喉手术则妨碍喉钳操作，我们对其构造进行了改进，改进后的Airtraq喉镜能完全

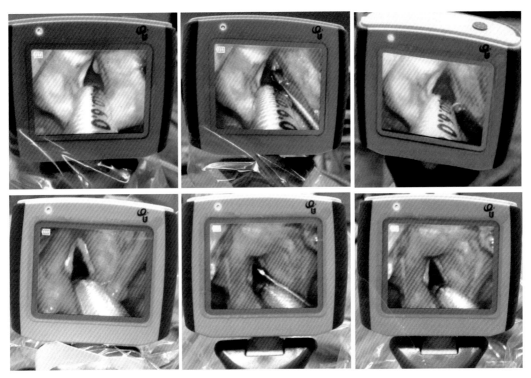

图 5.8 UE 可视喉镜手术图

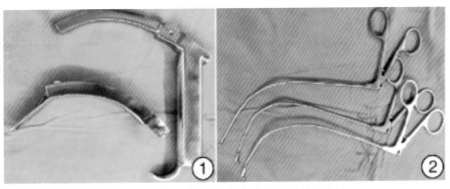

图 5.9 自制弧形支撑喉镜和自制弧形手术器械

满足喉微创手术的需要。

　　Airtraq 喉镜能成功应用于喉微创外科，很大程度上源于我们对解决困难声门的强烈愿望，现代医学内镜技术和电子成像技术正在改变着我们对喉微创手术方法的理解，同时，也在提升着我们咽喉微创外科的诊治水平，相信在不久的将来，专用于喉微创外科的弧形可视喉镜将会受到耳鼻咽喉学界的普遍关注，并将得到更深入的应用。

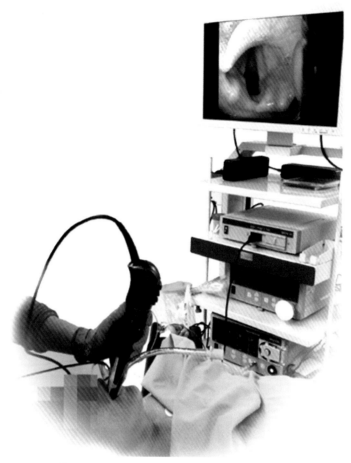

图 5.10　Airtraq 喉镜和高清录像显示系统结合

（王　丽　李丽娟）

参考文献

［1］Kantor E，Berci G，Partlow E，e al. A completely new approach in microlaryngeal surgery. Laryngoscope，1991，101（6 pt 1）：676-679.

［2］翁柏岳. 支撑喉镜声门暴露困难病例的处理. 耳鼻咽喉头颈外科杂志，2003，4：248.

［3］盛卓人，王俊科. 实用临床麻醉学. 北京：科学出版社，2009.

［4］林治瑾. 临床麻醉学. 天津：天津科学技术出版社，1992.

［5］Anjum Ahmed-Nusrath. Videolaryngoscopy. Current Anaesthesia & Critical Care，2010，21：199-205.

［6］Castañeda Pascual M，Batllori M，Gómez-Ayechu M，et al. Airtraq optical laryngoscopy. An Sist Sanit Navar，2009，32（1）：75-83.

［7］Maharaj CH，Higgins BD，Harte BH，et al. Evaluation of intubation using the Airtraq or Macintosh laryngoscope by anaesthetists in easy and simulated difficult laryngoscopy – a manikin study. Anaesthesia，2006，61（5）：469-477.

［8］Saracoglu KT，Eti Z，Gogus FY. Airtraq optical laryngoscope：advantages and disadvantages. Middle East J Anaesthesiol，2013（2）：135-141.

［9］李丽娟，宋昱，王宇，等．UE 可视喉镜在声带微创手术中的应用．中国微创外科杂志，2015，12：1088-1090.

［10］宋伟，沈志豪，李吉平．自制弧形支撑喉镜在声门暴露困难患者中的应用．临床耳鼻咽喉头颈外科杂志，2015，20：1826-1827.

第六章

弧形可视喉镜的优势

困难声门的出现率为 1.88% ～ 23.7%[1-5]，呈逐年上升趋势。这既源于人体错综复杂的解剖变异，更多也是由于人口的老龄化、肥胖人群数量增多、颈椎病发病率逐年增高等等诸多因素的相互交织。另外，随着社会交往的频繁，声带疾病发病率也呈上升趋势，社会的进步使得人们对声音的质量要求越来越高。因此，在当前和今后一段时期内，困难声门将始终是喉微创外科绕不开的困局，是必须面对、必须克服的难题和挑战。

弧形可视喉镜的镜叶设计依据的是上气道的中轴线，叶片的弧形曲度和人体气道自然解剖一致。放置时无需使气道三轴线重叠成一条直线，术者只需将镜叶顺着气道中轴线插入，喉镜便可到达声门（图 6.1）。

弧形可视喉镜特别适合困难声门Ⅲ级，这是因为弧形喉镜叶片前端向上所成的角度，正好使其形状和喉轴线一致（图 6.2），能无阻力地通过从会厌到声门之间的狭窄气道，暴露出自声带前连合到杓状黏膜的良好声门视野。弧形可视喉镜以上特性极大地降低了喉镜放置的难度和力度，使声门暴露过程变得简单易行[6]。对于任何程度的困难声门，弧形可视喉镜放置的难易度以及所使用的力量与普通声门几无二致，整个过程无需调整头位、挤压舌根，以及按压喉体等外力参与。

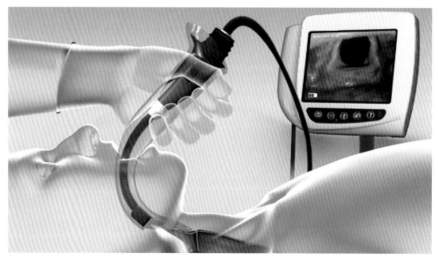

图 6.1 弧形可视喉镜暴露声门示意图

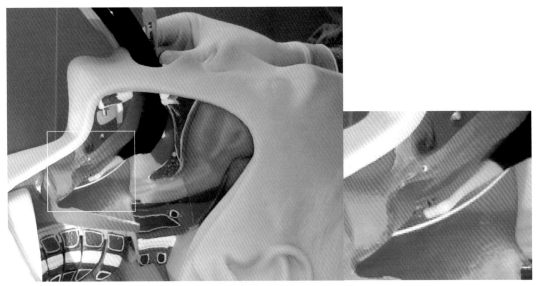

图 6.2 喉镜叶片前端和喉轴一致

弧形可视喉镜到达声门后，术者只需要单手轻持镜柄，即可暴露声门及周围的任何解剖结构。因为无需支撑架的帮助，消除了支撑架对门齿压迫力以及喉镜末端对声门的上提力，使得声带处在无绷紧、无变形的自然解剖状态。

基于上述特性，弧形可视喉镜用于喉微创手术有以下四大优势：

一、放置过程的易行性、微创性

因为弧形镜叶与气道曲度一致，放置时患者平卧，头部只需处于自然体位，或者轻度后仰，无需过度后伸，此时气道呈自然状态，只要患者上下牙齿之间能张开 2 cm，术者便能顺着口腔、口咽、下咽，将喉镜轻松送达声门上方（图 6.3）。

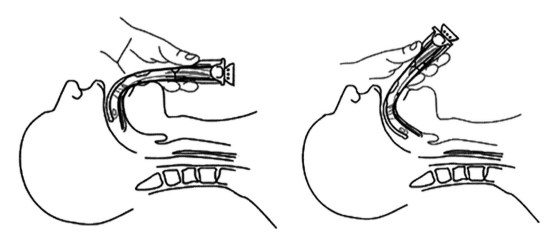

图 6.3 弧形镜叶顺上气道曲度到达声门上方

在弧形可视喉镜视野内，气道处于自然状态，不存在放置支撑喉镜时因头位调整所产生的气道变形，气道周边的各解剖结构都极其容易辨识，因此，从喉镜进入口腔开始到声门暴露，只需要数秒便可完成，整个操作过程轻松无阻力感。

基于上述特点，弧形可视喉镜放置操作技术简单易学，无需挤压门齿与舌根，无需外部按压喉体，无需支撑架，消除了喉镜对气道组织的挤压和施力，继而降低了咽部黏膜损伤、吞咽疼痛、舌体麻木、牙齿损伤及松动等并发症，对老年、特殊体型、颈椎病等患者尤为适宜。

由于弧形可视喉镜在暴露声门时所用的上提力较小，镜叶前端对喉腔黏膜的刺激轻，明显降低了暴露声门过程中所产生的心率过缓、血压下降等迷走神经反射。

二、手术视野的开阔性、全面性

弧形可视喉镜前端有广角镜头，暴露范围比支撑喉镜广，同一患者支撑喉镜下和弧形可视喉镜下的喉腔暴露范围见图 6.4、图 6.5。

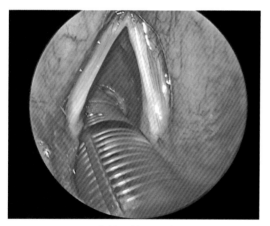 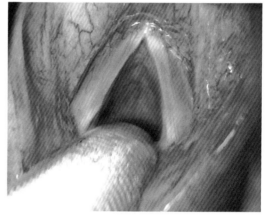

图 6.4　支撑喉镜下的声门视野　　　　图 6.5　同一位置 Airtraq 喉镜下的声门视野

弧形可视喉镜暴露声门可以通过会厌和会厌谷两种途径来获得。会厌途径指将镜叶前端放在会厌下，轻挑起会厌，显露从室带到声门下、从前连合到杓状黏膜这一区域内任何解剖结构的声门暴露方法；左右微转动镜柄，还能显露喉室和声带内侧面，甚至下表面（图 6.6）。

会厌喉面是支撑喉镜暴露的死角，对于发生在会厌喉面与室带交界处的病变，支撑喉镜难以窥视，而弧形可视喉镜对这一区域病变的暴露和处理则有明显的优势（图 6.7）。

会厌谷途径是术者将叶片前端放置在会厌谷里，向胸侧轻压、向上轻提，进而暴露出声门的方法。此途径暴露声门为弧形可视喉镜所特有，支撑喉镜用此方法通常无法窥视到声门。而弧形可视喉镜不仅能清晰地显露声带、室带，还能显露杓状会厌襞和杓状黏膜（图 6.8）。

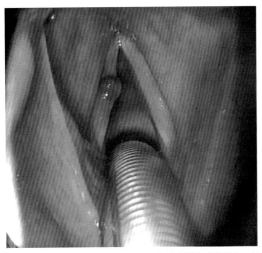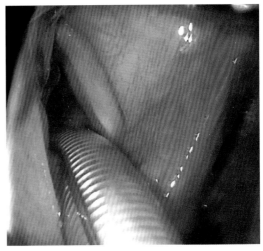

图 6.6 向右侧转动镜柄，显露右侧声带内侧面以及声门下区

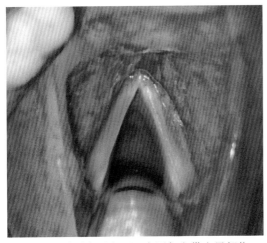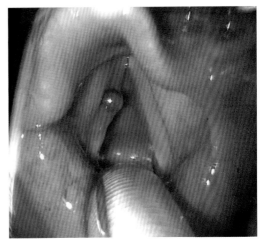

图 6.7 暴露会厌喉面、会厌与室带交界部位　　　　**图 6.8** 会厌谷途径暴露声门

此外，由于喉镜前端镜头视角大，视野宽阔，在弧形叶片前端刚越过悬雍垂、尚未到达下咽腔之前，弧形可视喉镜视野内所暴露的范围和结构要比支撑喉镜在同一位置宽阔得多和全面得多。在弧形可视喉镜的显示屏（或目镜）里，舌根、会厌、下咽后壁能同时显现在同一视野内（图 6.9）。又因其景深长，视野不仅清晰，而且有层次感，有利于术者对于下咽、舌根、喉腔大范围病变的整体观察，消除了支撑喉镜的"见树木不见森林"的管状视野问题。

若把喉镜的前端叶片放在气管导管下，将导管连同喉腔轻轻向上挑起，弧形可视喉镜能清晰地暴露支撑喉镜难以窥视的杓间黏膜、环后区和食管入口（图 6.10 至图 6.12）。

对于环后区、食管入口的异物，弧形可视喉镜能替代食管镜取出异物。左右旋转镜柄，将喉镜叶片放在会厌咽襞下方，梨状窝也能获得良好的暴露（图 6.13、图 6.14），可用于这一区域的良性病变和小范围的恶性肿瘤的切除。

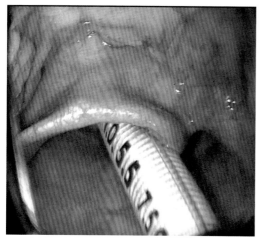

图 6.9　舌根、会厌、下咽后壁显现在同一视野内

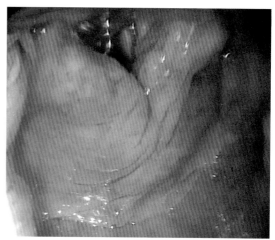

图 6.10　杓状黏膜、杓间黏膜、环后区

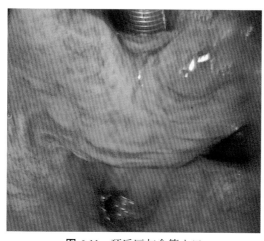

图 6.11　环后区与食管入口

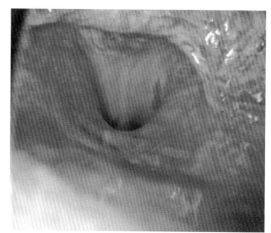

图 6.12　食管入口近观

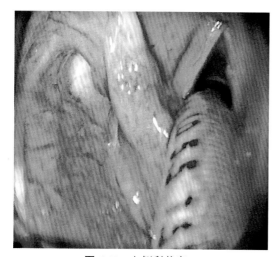

图 6.13　左侧梨状窝

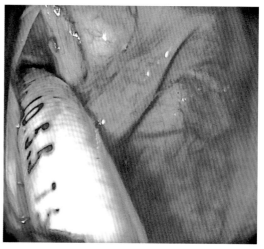

图 6.14　右侧梨状窝

三、病变显露的精准性

声带良性病变的精准切除一直是喉微创外科秉持的手术原则。精准切除一方面体现于各种显像系统的应用，因其放大作用提高了声门的清晰度，有利于术者看清病变组织。另一方面，精准切除也体现于喉微创外科的减少创伤、最大限度恢复声带振动功能的手术理念。为此，临床开发了各类手术器械，如喉显微器械、激光、切割吸引刀、等离子，以及提出了微瓣手术技术等。手术器械依据其功能用途分别运用于喉内不同病变，以适应病变组织复杂多变的形态与位置，其目的是要确保病变的彻底切除，降低对周围正常组织的损伤，以最大限度地保护声带的振动功能，提高手术质量及其安全性。

然而，以上这一切都离不开对病变组织的精准判断。原始的、接近自然生理状态的、未被牵拉绷紧的声门是观察病变的最佳术野。支撑喉镜在暴露声门时，由于支撑架的上提力量，声门内存在一定程度的牵拉张力，致使声带处于紧绷状，其上的病变组织会因声带的绷紧而变形，发生在任克层浅面的体积较大的病变尤其如此，如基底较广的息肉、任克水肿等，这会给病变组织边界的识别和切除带来困难。弧形可视喉镜由于对声门的牵拉变形力小，相比支撑喉镜，弧形可视喉镜下的声门更接近自然生理状态，因而，弧形可视喉镜下的声带与病变组织形态比支撑喉镜下的形态更真实，能客观地显示病变的位置、形态、界限，有利于术者确定病变组织边界与范围，减少了医生由于技艺和经验不足所造成的判断失误。

四、手术操作的灵活性、高效性

弧形可视喉镜的镜叶呈薄片状，无支撑喉镜末端的镜管限制，为术者提供了较大的观察视野和操作空间（图 6.15）。

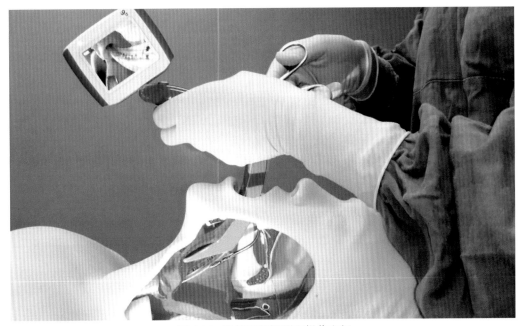

图 6.15 喉镜下的视野和操作空间

用弧形可视喉镜暴露声门，术者可以毫不费力地左手持镜右手持钳，在无支撑架的状态下，获得稳定的手术视野和灵活的操作空间，对于简单的声带黏膜良性病变，术者一人双手操作就能完成手术（图6.16）。

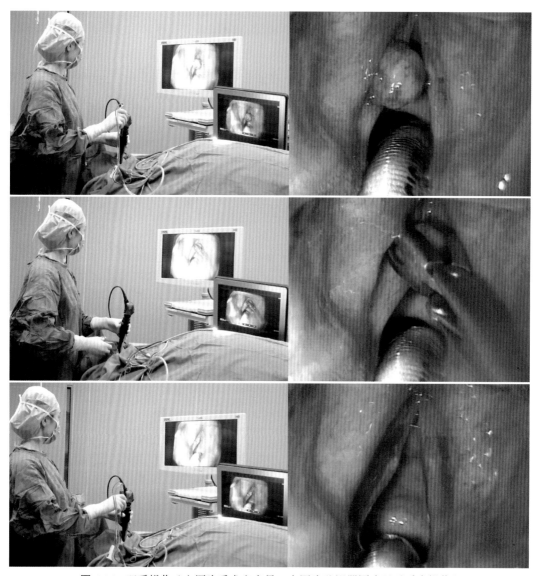

图6.16 双手操作（左图为手术室实景，右图为监视器同步显示手术操作）

在这个过程中，术者左手还可以根据暴露和操作的需要，及时调整喉镜片的位置与方向，以利于多角度显露病变及其空间解剖，双手配合能使病变切除更加精准有效，降低了切除的技术难度，也缩短了手术时间。

若需要三手操作，可由助手帮助持镜，术者行双手操作。助手能根据术者的操作需要，调整镜叶的深度与方向，为术者提供最佳手术视野，提高了术者的操作效率（图6.17）。

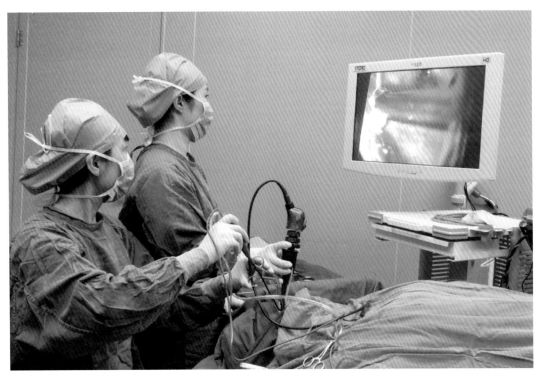

图 6.17　三手操作

无论术者持镜还是助手持镜，和支撑喉镜相比，弧形可视喉镜下的喉手术均是在无外力、可随时调整的灵活状态下完成的，简化了手术过程，使病变组织的暴露和切除变得相对容易，提高了手术效率。

附：颈椎后伸受限患者支撑喉镜和弧形喉镜声门暴露对比

（一）临床资料

患者男，59 岁，持续声嘶 2 月余就诊，门诊纤维喉镜检查发现左侧声带全程菜花样肿物，右侧声带慢性充血，双侧声带运动正常。因患者咽反射敏感，纤维喉镜下多次尝试取活检不成功，故收住院拟行全麻下左声带肿物组织取活检术，术中行冰冻病理检查，备行左声带及肿物切除术。患者既往体健，吸旱烟 40 年。

术前检查患者颈部短粗，颈椎侧位 X 线片以及张口颈椎过伸侧位 X 线片显示：颈椎后伸运动受限，C5 ～ 6 椎间隙变窄，部分椎体缘及椎小关节骨质增生硬化，提示患者为困难声门的可能性大（图 6.18，图 6.19）。

（二）手术经过

经左侧鼻腔插管全麻后，放置弧形可视喉镜，声带及肿物暴露满意（图 6.20）。
用喉钳钳取数块肿物组织（图 6.21），但因肿物较脆，所取组织块较小，恐难以冰冻

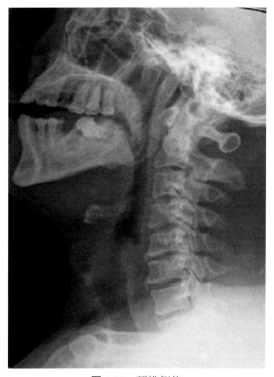 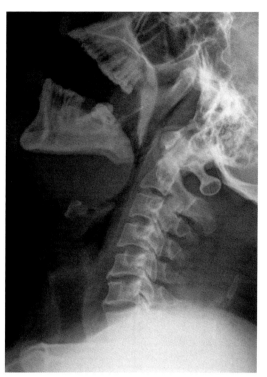

图 6.18　颈椎侧位　　　　　　　　　　图 6.19　张口颈椎过伸侧位

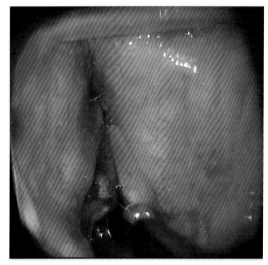 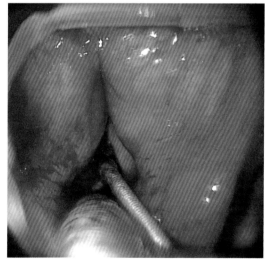

图 6.20　声门与肿物　　　　　　　　　图 6.21　钳取肿物组织

制片，故改行支撑喉镜准备用大号组织钳取大块肿物组织送冰冻病理检查。

　　支撑喉镜放置过程中患者颈部僵硬，头后仰有限，喉镜越过软腭后即感咽腔阻力大，舌根位置低，紧压喉镜，喉镜上抬较费力。喉镜进入下咽腔后，见会厌紧贴气管导管，术者明显感到由于上切牙的上顶力量与舌根的下压力量，使得喉镜难以在会厌与气管导管之间继续前行，故放置支撑架进行初次查看。支撑架拧紧后镜管内仅见导管，杓状黏膜不能窥视（图 6.22）。

稍松动支撑架，带着支撑架向前送喉镜，边送边拧紧支撑架，查看暴露情况，之后再松动支撑架送喉镜，直到喉镜不能继续向前推进为止，用这种操作能暴露出右侧杓状黏膜。

接下来转动光学窥镜的角度，使其斜面朝上，重新调正摄像头位置，这时双侧杓状黏膜逐渐显露，声门不能窥视；继续转动光学窥镜，左侧声带开始显露，但右侧声带与肿物仍无法窥视；将光学窥镜后退少许，颈部按压喉体，最终能暴露出部分声门与肿物，前连合始终未能暴露（图 6.23 至图 6.27）。

对于借助支撑喉镜所暴露出的部分肿物，取大块组织送冰冻病理检查，回报为鳞状

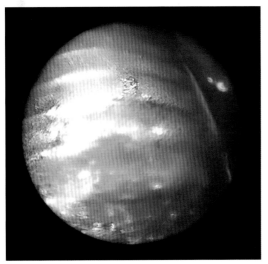

图 6.22 仅见气管导管

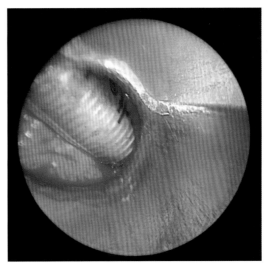

图 6.23 转动光学窥镜

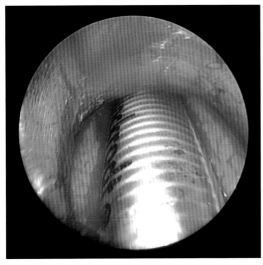

图 6.24 调正摄像头位置

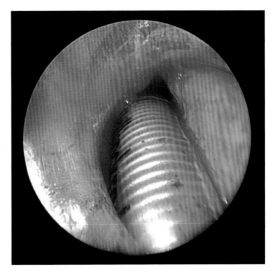

图 6.25 继续转动窥镜

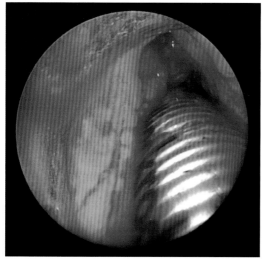

图 6.26　后退窥镜，颈部按压喉体

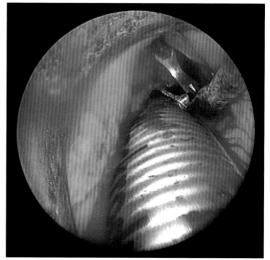

图 6.27　钳取大块肿物组织

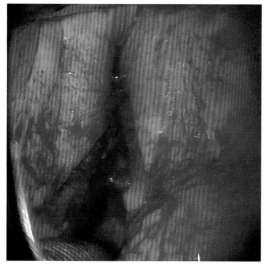

图 6.28　用弧形喉镜重新暴露声门

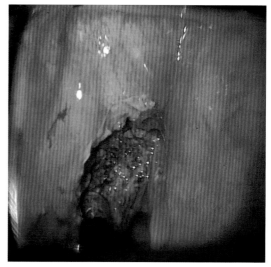

图 6.29　等离子切除过程中，声门始终暴露良好

上皮中重度非典型增生。

　　临床考虑喉癌可能性大，故重新放置弧形可视喉镜，声门暴露良好（图 6.28），用低温等离子行左侧声室带及肿瘤切除术。术中声门始终暴露良好（图 6.29），术后病理为中分化鳞状细胞癌。

（李丽娟　王　丽）

参考文献

［1］钱林荣，骆云珍．支撑喉镜下喉纤维手术并发症及不良反应分析．临床医学，2008，28：26-27.

［2］Pinar E，Calli C，Oncel S，et al. Preoperative clinical prediction of difficult laryngeal exposure in suspension laryngoscopy. Eur Arch Otorhinolaryngol，2009，266（5）：699-703.

［3］Ohno S1，Hirano S，Tateya I，et al. Management of vocal fold lesions in difficult laryngeal exposure patients in phonomicrosurgery. Auris Nasus Larynx，2011，38（3）：373-80.

［4］Roh J. W.，Lee Y. W. Prediction of difficult laryngeal exposure in patients undergoing microlaryngosurgery. Ann Otol Rhinol Laryngol，2005，114：614-620.

［5］Kikkawa Y. S.，Tsunoda K.，Niimi . S. Prediction and surgical management of difficult laryngoscopy. Laryngoscope，2004，114：776-778.

［6］G. L. Savoldelli，E. Schiffer，C. Abegg，et al. Comparison of the Glidescope®，the McGrath®，the Airtraq® and the Macintosh laryngoscopes in simulated difficult airways. Anaesthesia，2008，63：1358-1364.

第七章

弧形可视喉镜在喉微创外科中的作用

经过 60 多年的发展，喉微创外科在喉科疾病中的运用越来越广，其理论内涵和实践范围也日益丰富，在此基础上，面对困难声门，喉科工作者对其成因的研究与实践创新的认识也得到了提升。

受麻醉可视喉镜的启发，借助现代高度发达的医学内镜摄像显示技术，我们对其进行引进、消化吸收和再创新，开辟了弧形可视喉镜的全新用途，赋予了它更高更广阔的应用价值。弧形可视喉镜不仅可很好地暴露声门（图 7.1），还可以暴露舌根、会厌（图 7.2）、下咽（图 7.3 ~ 7.5）及食管入口（图 7.6），因此不仅可用于声带的手术（图 7.7 至图 7.9），还可用于会厌（图 7.10 ~ 7.12）、舌根、下咽和食管入口的手术（详见下篇）。这是我们针对困难声门成因所进行的切中要害式的技术拓宽和改进，也是对舌根、下咽、食管入口等部位微创手术的创新和技术突破，是我们在坚持微创和精准原则下应有的基本遵循。

我们认为用弧形可视喉镜暴露困难声门是对以支撑喉镜为主的喉微创外科的重要补充，是适应当前社会经济发展形势，为患者提供更优质服务意识的主动选择，也是微创外科理念指导下的必然要求。

在实践中我们体会到，喉微创手术所使用的喉镜从直管设计到弯型叶片、从需要调整头位到自然体位、从用支撑架固定到单手持镜的变化，不单单是解决了困难声门的暴

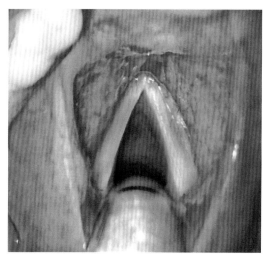

图 7.1　可视喉镜下声门

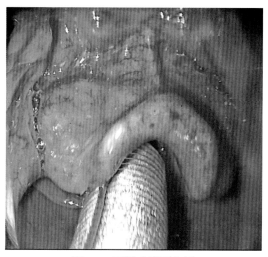

图 7.2　可视喉镜下会厌

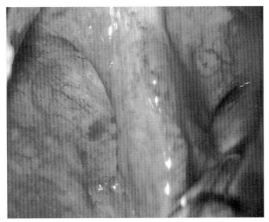

图 7.3 可视喉镜下左侧梨状窝

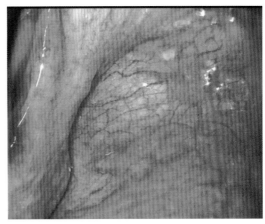

图 7.4 可视喉镜下右侧梨状窝

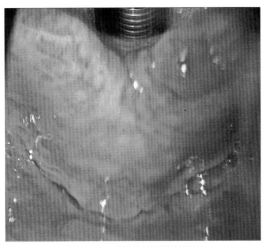

图 7.5 可视喉镜下环后区

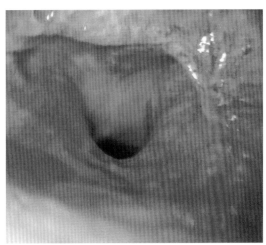

图 7.6 可视喉镜下食管入口

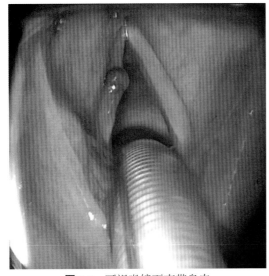

图 7.7 可视喉镜下声带息肉

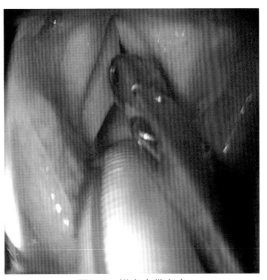

图 7.8 钳夹声带息肉

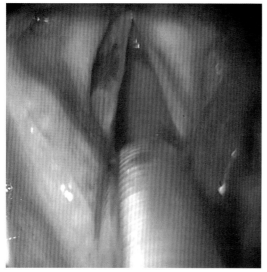

图 7.9　息肉切除后

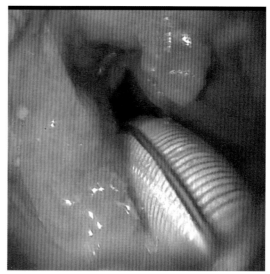

图 7.10　会厌喉面乳头状瘤

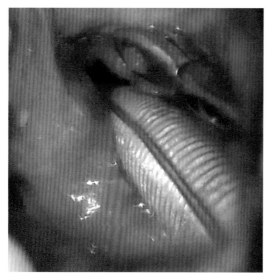

图 7.11　钳夹乳头状瘤

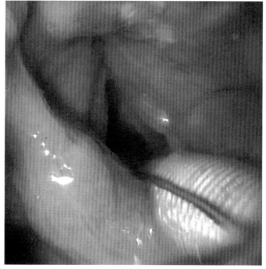

图 7.12　乳头状瘤切除后

露，也获得了扩大的术野和良好的观察视角。弧形可视喉镜的放置过程简单，易于学习，省时省力。因此，我们认为弧形可视喉镜可以被用作困难声门患者量身定做的手术窥镜，也可以被用作治疗下咽、舌根、会厌和食管入口病变的常规窥镜。

（王　丽　李丽娟）

下篇

弧形可视喉镜在微创外科的应用

　　弧形可视喉镜下微创手术的实施依赖于高科技医学内镜技术、各种精微手术器械以及切割止血设备。相比于支撑喉镜，弧形可视喉镜手术对器械和设备的依赖度更高。精良的器械和设备是手术成功的保证。现代光电子技术、物理技术的发展正在推动着手术器械的持续研发与设备的不断改进。

　　根据功能不同，可将弧形可视喉镜手术设备分为喉镜影像系统、手术操作器械和切割止血设备。为了适应复杂程度不断增加的手术需要，各种器械在不断地改进，新的设备也不断地出现。由于设备器械的种类多，结构复杂，并且它们的工作状况直接影响到手术效果，因此，喉科医生应该熟悉这些设备的性能与工作原理，掌握手术器械的工作特性与使用方法。

第八章

喉镜影像系统

喉镜影像系统非常重要，是医生进行窥镜手术的"眼睛"，其质量好坏关系到显示器的图像质量，直接影响到医生对手术的操作。

弧形可视喉镜的镜头、摄像头和光源安装在喉镜叶片前端。摄像头和光源采用先进的微电子技术和（或）特制透镜技术以及一体化的设计，能将气道解剖形态从镜叶前端传至手柄，术者通过手柄上方的液晶显示器或目镜来获得手术视野。术者也可以将目镜连接于适配器、摄像数字转化器及监视显示器，从而获得更大、更明亮的数字图像。

数字图像保留了组织的自然颜色，图像对比度强，细微结构显示清楚，极大地提高了画面质量，能为术者提供清晰的手术视野。

常用的弧形可视喉镜有 Airtraq 喉镜和 UE 可视喉镜。

一、Airtraq 喉镜

我们在临床中使用的 Airtraq 喉镜，商品名为氧瞬得，有一体式和分体式两种。一体式为一次性光学喉镜，价格较贵，其外观和使用方法与分体式基本相同（图 8.1，图 8.2）。

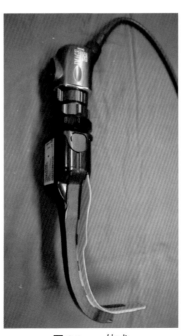

图 8.1　一体式

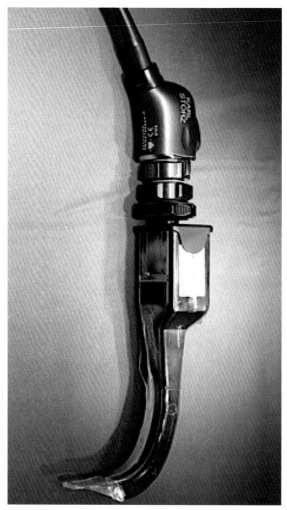

图 8.2　分体式

　　一体式 Airtraq 喉镜镜片的顶端是低温 LED，以电池作为电源，可以持续照明 90 min。一体式 Airtraq 喉镜通过透镜、反光镜和棱镜相结合的高清晰光学系统将图像从镜叶端传至手柄端的取景器内，术者可从手柄顶端的目镜里获得声门图像，也可以将目镜连接于高清摄像显示系统而获得图像。使用前需提前 30 s 打开 LED 光源，以便启动防雾功能（图 8.3）。

　　分体式 Airtraq 喉镜由芯子、喉镜片和视野罩组成（图 7.4），喉镜片和视野罩为一次性使用无菌耗材。芯子内包含由透镜、反光镜及棱镜构成的高清晰度光学系统，芯子可重复使用。LED 和内置防雾系统装在芯子的舌端，使用时能将透镜迅速加热至体温，以保证防雾效果。芯子具有铰链式设计，使其易于插入弧形镜片的通道内。

　　喉镜片由两个相并列的通道组成，一个相对封闭，另一个呈半开状。芯子一进入封闭通道，电源即刻自动开启，盖上视野罩，芯子便封闭于喉镜叶内，可用于无菌手术（图 8.5）。

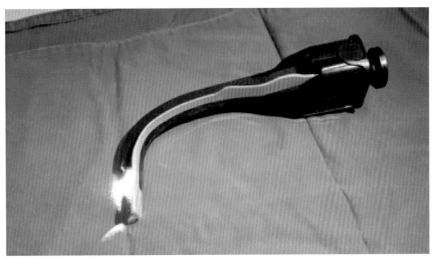

图 **8.3** 一体式 Airtraq 喉镜，开启 LED 光源

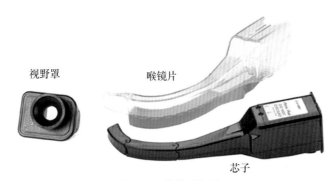

视野罩　　　喉镜片

芯子

图 **8.4** 分体式组件

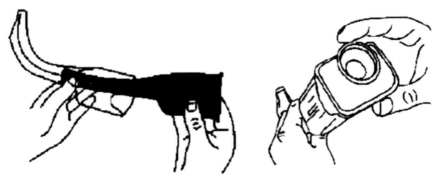

图 **8.5** 将芯子插入封闭通道，盖上视野罩

视野罩的上方为标配接口，能连接到高清摄像显示系统的摄像头适配器上（图 8.6）。半开放通道为喉显微器械的导向槽，对器械进出咽腔、喉腔起引导作用。

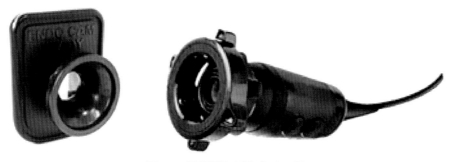

图 8.6 视野罩与摄像头适配器

Airtraq 喉镜的镜片呈 90° 弯曲，其弧度与人体生理结构相仿，能有效越过口、咽和喉三轴及其交角，在无需将三轴线进行调整的情况下，轻松通过口腔、咽腔，到达声门。

二、UE 可视喉镜

UE 可视喉镜是一款精致小巧、安装简单、易于保管的便携式弧形喉镜。该喉镜由显示组件、镜片支架组件（摄像头、LED 灯）、电源适配器组成。喉镜规格有适合于从新生儿到成人的大小不同的型号，其主要组成部件有：显示屏、旋转轴、手柄、喉镜片、摄像头等（图 8.7）。显示屏和手柄之间可自由装卸，两者结合后方可使用。

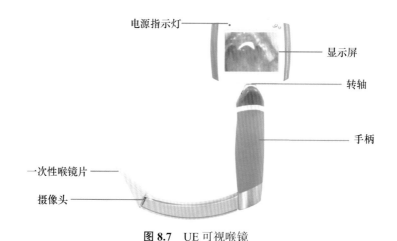

图 8.7 UE 可视喉镜

显示屏位于手柄上方，为 2.5 寸高清液晶显示屏，能够在全视角范围内看到清晰的上气道图像。显示屏与手柄之间为双位转轴连接，可以前后 130°、左右 270° 旋转，方便术中观察和教学演示。

喉镜的手柄与镜叶片一次成型，电子显示部件位于手柄内，无需外置光源、摄像数字转换器和显示器，开机后即可使用。由于不存在喉镜与摄像显示装置之间的缆线连接，减少了喉镜放置前的操作环节，UE可视喉镜使用起来较为方便。

喉镜叶片的弧度是依据东方人上呼吸道解剖结构设计的，镜叶外套有一次性喉镜片，防止交叉感染，符合手术室无菌要求。摄像头位于喉镜片前端，距离前端3 cm，视角＞70°，配有防雾设计，能提供开阔的手术视野，对下咽、舌根、会厌的暴露较满意（图8.8）。

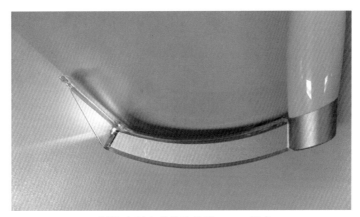

图8.8 摄像头距离喉镜片前端3cm，视角＞70°

三、摄像显示装置

高清摄像显示装置由高清数字显示器、摄像数字转换器和摄像镜头组成（图8.9，图8.10）。

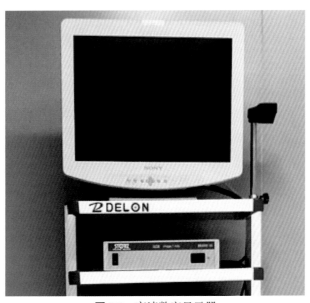

图8.9 高清数字显示器

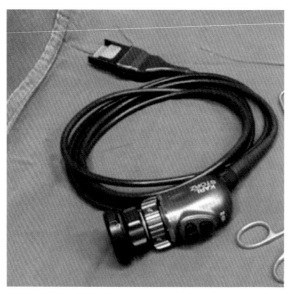

图 8.10　高清摄像镜头

摄像镜头通过适配器卡扣在 Airtraq 喉镜的目镜上，摄像数字转换器将目镜图像转变为电视信号，通过显示器同步播出。数字显示器为高分辨显示器，所显示的手术画面大而不失真，方便术者和助手一同观看，彼此相互配合。因无需直视目镜，有利于缓解术者的疲劳。

UE 可视喉镜自带液晶显示器，无需外接摄像显示装置。

（李丽娟　王　丽）

第九章

弧形可视喉镜基本器械及配套设备

如果说弧形可视喉镜抓住了困难声门形成的要害和关键，解决的是困难声门暴露的深层难题的话，那么接下来要解决的是与之配套的手术器械和切割止血设备。

一、喉微型手术器械

目前国内尚不存在为弧形可视喉镜量身定做的专用器械，我们使用的器械一部分是由我们自行开发研制的特殊喉钳，一部分是用鼻窦手术钳替代（图9.1至图9.4）。

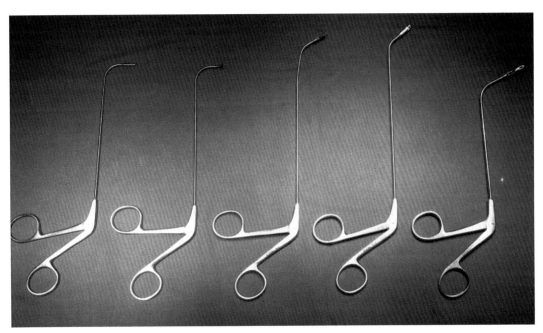

图9.1 鼻窦钳

开发微型器械的关键在于器械要有与弧形喉镜曲度相近的上弯造型。根据所要到达的部位不同，器械的长度、上弯的角度可以有不同的调整；例如用于处理舌根的器械要比处理声门的器械短，上弯的角度大，且上弯部分短。

由于喉、下咽、舌根、食管入口等结构形状极其不规整，角度刁又多变，理想的钳头应设计成可调式、可旋转式钳头。

我们还设计了手控持钳器，配以规格为 4 mm 的软镜活检钳（图9.5），能将活检钳

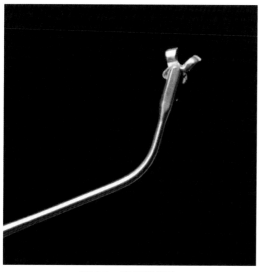

图 9.2 咬切钳钳头

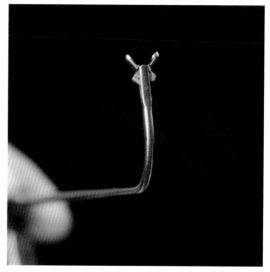

图 9.3 组织钳钳头

送至病变部位。手控持钳器能被弯曲塑型，使用灵活，多用于声带良性病变的精准切除（图 9.6 至图 9.9）。

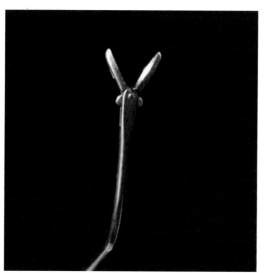

图 9.4 抓持钳钳头

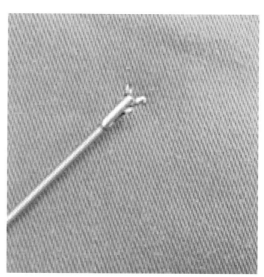

图 9.5 活检钳钳头

钳头部分根据病变处理的需要，可设计成各种大小的抓持钳、咬切钳、异物钳。

1. 抓持钳

亦称组织钳，是声门、下咽、舌根、会厌等部位手术最常用的器械，由把手和各种工作钳头组成，把手处可有锁扣装置，抓住组织后可以锁定，方便术者检查病变组织的边界和切除。根据钳头的形状和对组织是否造成损伤，抓持钳可分为有创和无创两类。带齿的钳头会造成组织损伤，但抓持组织比较牢固，用于钳夹体积较大的病变，如巨大会厌囊肿。无创钳头用于抓持小的病变组织（图 9.10），也可以用于切除声带息肉。

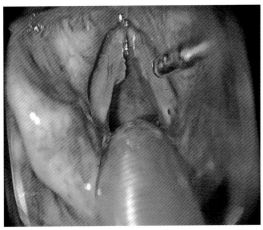

图 9.6 活检钳对准息肉

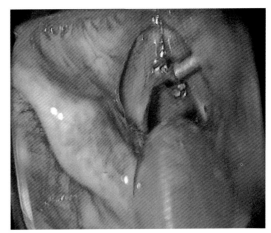

图 9.7 打开钳头

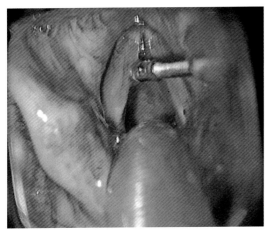

图 9.8 钳夹息肉

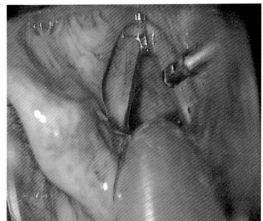

图 9.9 切下息肉

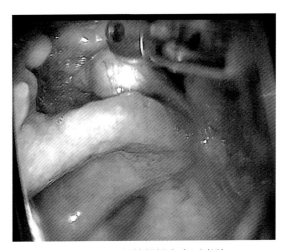

图 9.10 用抓持钳钳夹会厌囊肿

2. 咬切钳

咬切钳与抓持钳相似，只是把手无锁扣，钳头的两叶较锐利，可以对合切除，也可以剪力切除，咬切钳多用于小组织的精准切除，如声带息肉、小结（图 9.11 至图 9.13 ）。

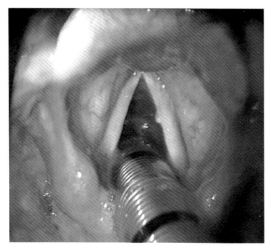

图 9.11 右侧声带息肉

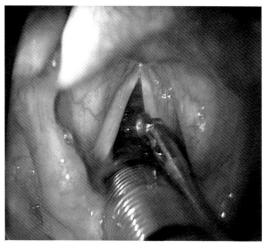

图 9.12 咬切息肉

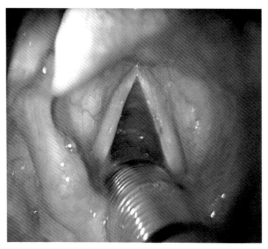

图 9.13 息肉切除后

3. 异物钳

用于钳取食管入口处异物，依据异物的种类，可设计出不同的钳头。如果没有异物钳，也可以用抓持钳取出这一部位较小的尖锐异物；对于较大异物如枣核，可以用上弯卵圆钳替代异物钳（图 9.14，图 9.15 ）。

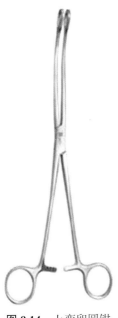

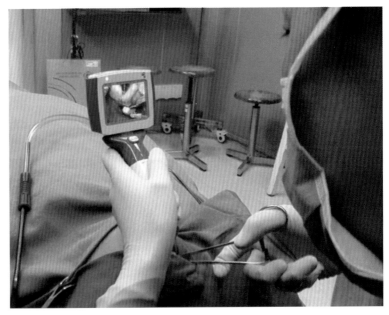

图 9.14 上弯卵圆钳　　　　图 9.15 UE 可视喉镜下，用上弯卵圆钳夹取食管入口异物

二、切割止血设备

弧形可视喉镜需要无血的手术环境，减少出血是弧形可视喉镜下微创手术顺利实施的基本要求。常用的切割止血设备有：

（一）低温等离子手术系统

低温等离子射频消融手术系统（图 9.16）是一种可控的非热能驱动的工作仪器，是喉微创外科手术中的切割、凝固止血操作最常使用的设备。其工作原理是用 100 kHz 普通射频能量激发出导电介质中的等离子体，等离子体通过撞击靶组织的分子键达到低温分解组织的效果。低温等离子分解组织时，射频交变电流并没有直接进入组织，而是被

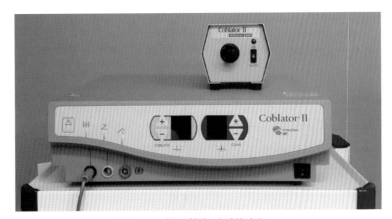

图 9.16 低温等离子系统主机

用来激发等离子体，后者再去作用靶组织完成分解切割。所以组织所受的热能很小，组织创伤轻微。因等离子体还可以使胶原蛋白发生皱缩，在消融同时还可以完成止血和封闭血管的作用，所以，低温等离子刀切割黏膜基本上无出血，已经成为处理声门、下咽、舌根、会厌等部位病变较常用的手术设备。

施乐辉低温等离子 EIC7070 刀头，集切割、止血、吸引为一体，刀头精巧，工作距离长，可以在弯曲塑型后到达弧形喉镜视野内的任何部位，完成对组织的切割、止血和吸引（图 9.17）。

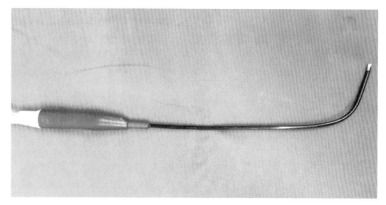

图 9.17 弯曲塑型后的喉用等离子 EIC7070 刀头

因低温等离子的组织切割气化消融温度在 40 ~ 70℃，远低于激光和电刀，因而，术后组织肿胀轻，疼痛反应轻，非常适用于切除舌根、会厌、下咽的良恶性病变，也可以用来切除声门区的恶性肿瘤。

声门区小的良性病变如息肉、小结，用喉微型钳进行"冷"切除即可；只有较大的良性病变，如任克水肿，可以用等离子来处理。使用等离子时要控制好输出电流档位，尽量在低档位上进行切割和止血。

（二）高频电刀

高频电刀是咽喉手术中非常重要的电外科设备。高频电刀如同一个变频变压器，它将 220 V/50 Hz 的低压低频电流经变频变压、功率放大转换为频率 400 ~ 1000 kHz、电压为几千甚至上万伏的高频电流。它通过有效电极尖端产生的高频高压电流与人体接触时对组织进行加热，实现对人体组织的分离和凝固，从而起到一定的切割和止血的目的[1]。

高频电刀有两种工作模式，单极工作模式和双极工作模式。单极电刀工作端只有一个正极，负极贴置在患者的腿部或臀部。正极的面积小，能将电流集中到组织，提高组织受热温度，达到切割止血效果。双极电刀的两头都是工作端，两者间距很小，电流仅流经两头之间的少量组织。所以，相对于单极电刀，双极电刀对组织发挥热效应所需要的输出功率低、效果好，而且组织创伤轻，使用起来要比单极电刀安全得多。

在弧形喉镜手术中，电刀主要用于组织止血，特别是等离子不能控制的组织出血，电刀的凝血功能优于等离子。双极电刀工作距离短，主要用于舌根和中线部位的止血，对于会厌谷的出血，双极电刀因工作距离短，通常难以止血。这时可采用长单极电刀止血。长单极电刀的刀头较长，可以在弯曲塑型后被送至会厌谷的出血部位。

若出血部位更深（如喉腔、梨状窝），长电刀刀头无法到达时，可以用较细的喉金属吸引头替代电刀头，吸引头放置在出血部位上，电刀轻触吸引头的尾端，电流经金属吸引头传导到出血部位，对出血部位进行电凝止血。用金属吸引头进行电凝止血时应对吸引头顶端以外部分进行绝缘处理，防止其灼伤口、唇、舌等软组织（图9.18）。

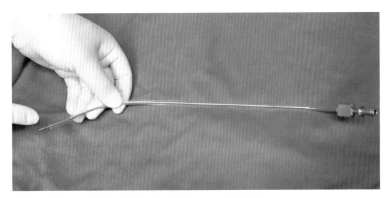

图9.18 吸引头外套输液管

（王　丽　李丽娟　邱英伏）

参考文献

［1］程海凭. 医用治疗设备——原理与结构导论. 上海：上海交通大学出版社，2012.

第十章

麻　醉

一、麻醉前准备和插管方式

术前访视患者，了解患者的病史和全身状况，对上气道病变，特别是对咽、喉、舌等部位恶性肿瘤、较大体积的良性病变，要了解病变的位置、大小、声带活动是否正常。了解患者是否有呼吸困难，如果有呼吸困难，应观察呼吸困难与体位的关系。只有在对气道病变进行了充分评估后，才能制定出最合适的插管方案。

如果患者咽喉部肿物较大，或肿物较脆易出血，需警惕插管过程中有导致上呼吸道梗阻的可能。对于平日有呼吸困难症状，或者声门上型喉癌，选择清醒气管插管较为稳妥。对于肿物较小，并未引起呼吸道梗阻，且患者平日无呼吸困难表现，则可以在麻醉诱导后进行气管插管。

通常，舌根手术需要经鼻插管，喉、梨状窝的手术经鼻或经口腔插管均可。下咽后壁、环后区、食管入口部位手术则需要经口插管[1]。

若需经鼻插管，选择较通畅侧鼻孔行经鼻气管插管，如果双侧均通畅，优先选择左侧。滴入 1% ～ 3% 麻黄碱及 1% 丁卡因各 3 ～ 5 滴，使鼻腔黏膜血管收缩，以增加鼻腔容积并减少出血[2]。

术前药：开放静脉后，经静脉给予地塞米松 5 mg，阿托品 0.5 mg。

二、麻醉诱导及插管

（1）诱导药物一般选择丙泊酚、芬太尼，及中短效肌松药如阿曲库铵、罗库溴铵或维库溴铵。

（2）诱导完成后，首先使用棉棒浸润润滑液，润滑试探鼻腔，尽可能清除鼻垢，再经鼻腔插入 6 ～ 6.5# 涂有润滑剂的钢丝加强气管导管（手术操作和麻醉共用同一通道，为了保证视野清晰，通常采用内外径较细的螺纹钢丝加强气管导管，既可有效防止导管因体位改变而变形、打折、滑入一侧支气管或导管脱出，又能保证有效通气量），置入方向与面部垂直，导管前端通过后鼻孔进入咽部时，使用可视喉镜显露声门。

（3）暴露声门后，于直视下使用喉麻管对声门及声门附近区域喷洒 2% 利多卡因 3 ～ 5 ml 进行表面麻醉。表面麻醉完成后，右手继续将导管向声门方向推进，当导管接近声门口时，使用插管钳经口腔夹住导管前端，避开咽喉部肿物，明视下将导管前端送入声门。插管深度一般为23～26 cm，不可过深，亦不可过浅。过深导致气管导管头端进入一侧支气管，引起单肺通气，导致氧合不足，过浅会因为手术中患者头位的变动导致气囊脱至声门，不仅妨碍了术者的声门操作，而且过度充气后的套囊可能导致声带损伤。听诊确认导管位置正确后，用胶布将导管固定在患者的鼻面部。

（4）若经口插管，因术者右手要对病变组织进行治疗，为避免气管导管影响术者操作，插管应固定在左侧口角。固定时不用牙垫，以便给术者留出更大的手术操作空间，气管导管的固定必须可靠，否则术中器械来回进出咽腔会改变导管的位置，导致导管脱出。

（5）全身麻醉维持通常手术时间较短，但手术中要求足够的麻醉深度和肌肉松弛。术中镇痛药物建议使用瑞芬太尼，它起效迅速，停药后代谢快，长时间输注也不蓄积，非常适合于该手术。可采用吸入异氟醚或七氟醚复合泵注瑞芬太尼进行复合麻醉维持。也可以泵注丙泊酚和瑞芬太尼进行全凭静脉麻醉维持。同时根据手术时间及时补充肌肉松弛药。

三、麻醉管理注意事项

（1）术前给予咽喉及气管内的表面麻醉，能很大程度抑制喉镜对气管及咽喉所造成的强烈刺激，减少了反射性应激反应，也防止了麻醉恢复期咽部血液及分泌物刺激而导致的喉头和气管痉挛，有效地防止了应激性咳嗽，有利于声带的恢复。术中预注地塞米松，也对术后声门和喉头水肿起到了积极的防治作用。

（2）行支撑喉镜手术时，喉镜暴露及手术操作刺激喉部可引起心律不齐、心动过缓、心搏骤停，其机制为主动脉压力感受器的传导纤维在喉的深部经喉返神经、交通神经及喉上神经传至中枢神经，由于喉镜对喉部的扩张牵拉作用，刺激了这些神经纤维，导致心率减慢，甚至停搏。用弧形可视喉镜暴露声门时上述喉迷走神经反射发生率极低，但术中仍要维持足够的麻醉深度，减少咽喉部操作时的神经反射，同时注意监测心率，如果出现心动过缓，及时给予阿托品。

（3）麻醉效果是决定手术是否顺利进行的关键。采用丙泊酚麻醉起效快、麻醉效果好、苏醒快、副作用小，特别适合小手术。芬太尼静注后可制止疼痛引起的自主神经反射，与丙泊酚合用，具有明显的协调效应。应维持足够的肌松，手术时要求声带完全不动，而咽喉肌和咀嚼肌的松弛，为肥胖、颈短、喉体较高、暴露病变部位困难者创造了良好的手术条件。如有条件，建议行肌松监测，手术操作时维持4个成串刺激比值（TOFR）＝0[3]。

四、拔管

由于该手术对肌松程度要求高，有时容易出现手术结束时肌松药仍大量残余。手术结束后，充分吸引口咽部分泌物，避免拔管后误吸。拔管之前一定要确认无肌松药残余作用，在肌松监测确认 4 个成串刺激（TOF）4 个肌颤搐均出现后可给予肌松拮抗药。待患者自主呼吸良好，TOFR ＞ 0.8，能依从指令反应，呛咳及吞咽反射恢复后，拔出气管导管。

（许　挺）

参考文献

［1］庄心良，曾因明，陈伯銮 . 现代麻醉学 . 3 版 . 北京：人民卫生出版社，2003.

［2］王保国 . 麻醉科诊疗常规 . 北京：中国医药科技出版社，2012.

［3］Miller RD（ed）. Anesthesia. 5th Ed. New York：Churchill Livingstone，1990.

第十一章

手术室布局

弧形可视喉镜手术间的布局除满足一般手术基本要求外，如手术床、无影灯、中央供气终端（负压吸引、氧气）、观片灯等，还应满足窥镜系统及其配套设备对摆放位置和空间的特殊要求。由于窥镜系统及其配套设备占用了手术间一定的面积与空间（图11.1），因此，窥镜手术间要大于普通手术间，使用面积应不少于 30 m^2。

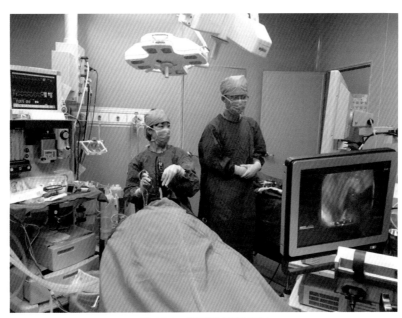

图 11.1 弧形喉镜手术间

窥镜手术床应为电动遥控手术床，以便床头板的高低能根据术中需要随时调整。手术床的位置和方向可根据手术间的大小和手术要求合理摆放。

由于术者、助手、手术器械车要放置在患者的头侧，而麻醉机和高清摄像显示系统又不能离患者和术者过远，因此，等离子主机、高频电刀主机多放在患者的脚侧，但相应的等离子刀头和电刀刀头可固定于术者的右手附近（图11.2）。

一、患者体位

患者仰卧，头部处于自然位，或者轻度后伸，无需过度后仰。经鼻或经口插管，一

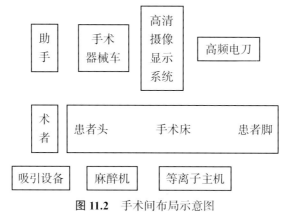

图 11.2 手术间布局示意图

般插管位于左侧鼻孔或左侧口角，以便不妨碍术者右手器械操作。

二、术者位置

术者位于患者头侧，助手及手术器械车位于术者侧方，具体位置取决于麻醉设备的位置，若麻醉设备位于术者右侧，则助手和器械车应放置在术者左侧；反之亦可。

三、麻醉设备区

以手术床为参照，一般位于右侧。注意接入呼吸机的麻醉螺纹管不应妨碍术者操作。

四、高清影像显示及存储设备

通常位于麻醉机的对侧，面对术者和助手，便于术者、助手和麻醉师同时观察。

五、吸引设备

位于患者头侧，最好在术者右侧，方便术者进行右手操作。

六、手术器械车

位于术者和助手的侧前方，以利于向术者递送手术器械为宜。手术器械车上应按次序排放以下设备：吸引器，各型号微型喉钳，高清显示设备之图像采集适配器，止血设备（如等离子刀头），其他〔如盛有生理盐水的钢碗、聚维酮碘（碘伏）、乙醇（酒精）等〕（图 11.3）。

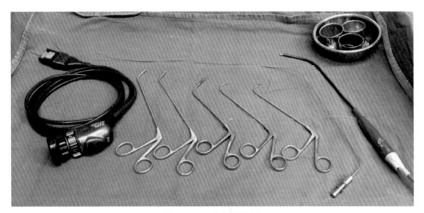

图 11.3 手术器械车

（宋 昱 田 梅 王 芳）

第十二章
弧形可视喉镜基本操作技术

弧形可视喉镜是一项专业性强、技术操作相对比较容易的内镜技术，但把它认为过分简单也是错误的。弧形可视喉镜手术者必须要有扎实的解剖学基础，丰富的颈外咽喉手术经验和娴熟的内镜操作技能。

弧形可视喉镜是手术者的第三只眼，术者除了要熟悉弧形喉镜的构造特点外，还应该掌握其放置技巧和持镜技巧。

一、喉镜选择

根据病变特点、患者的体型，选择不同种类和不同规格的镜型。Airtraq 喉镜画面清晰，暴露口咽、下咽、喉腔、食管入口任一结构画面效果都极好，但视野略小于 UE 可视喉镜。

UE 可视喉镜画面清晰度低于 Airtraq 喉镜，但视野开阔，能将舌根、会厌、下咽后壁同时显露在一个画面里，对切除较大体积的病变（如会厌囊肿）较有优势。

（一）Airtraq 喉镜使用方法

先由巡回护士开启高清显示器电源。术者手握喉镜叶片，待巡回护士将芯子插入无菌喉镜叶片封闭通道后，术者盖上视野罩。这一过程中术者要注意无菌操作，不要接触芯子。之后将适配器卡扣在视野罩目镜上。接下来调节白平衡，调节焦距，调整画面位置使显示器画面调至下唇在上、上唇在下的位置（图 12.1）。下唇在上、上唇在下的画面和术者面对的气道方向一致，便于喉镜放置和手术操作。

（二）UE 可视喉镜使用方法

UE 可视喉镜镜柄顶端自带液晶显示屏，开启电源后即可使用，无需调整画面和对焦。

二、喉镜放置

术者位于患者头侧，站位或坐位放置喉镜，左手持喉镜，右手持手术器械或弧形吸引头。病变暴露后，术者进行器械操作。放置过程较简单，可分为四个基本步骤：

第一步，看口腔，将喉镜片插入口腔内，沿口腔中线位置将喉镜缓缓插入，并轻柔向前推进至舌根（图 12.2）。放置过程中右手注意保护口唇和牙齿。

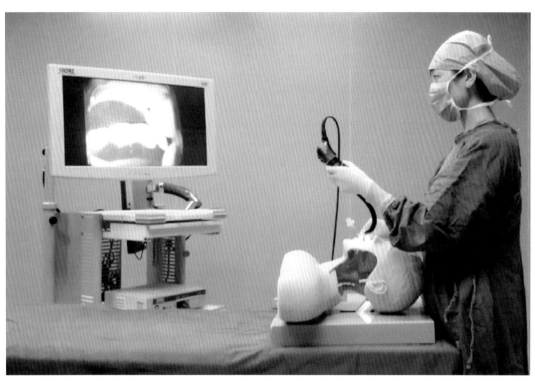

图 12.1 下唇在上、上唇在下的位置

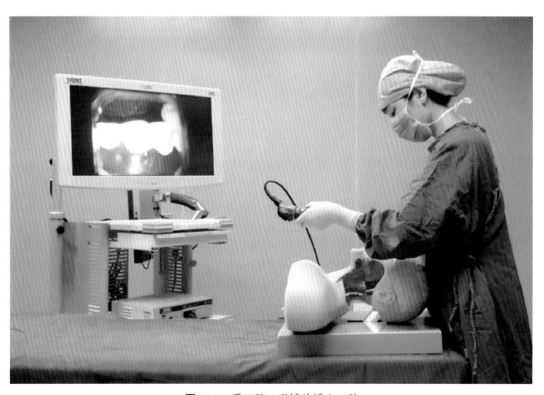

图 12.2 看口腔：喉镜片插入口腔

第二步，看屏幕，将喉镜定位在满意的位置，清楚地显露病变部位（图 12.3，图 12.4）。

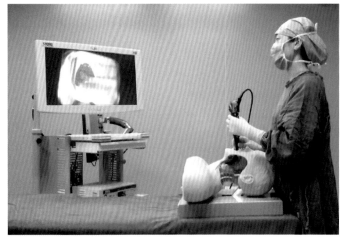 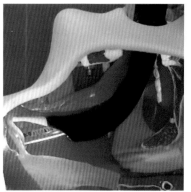

图 12.3　看屏幕：暴露病变　　　　　　　　　　图 12.4　局部放大图

第三步，看口腔，将器械经口角轻柔放入口腔内（图 12.5）。

第四步，看屏幕，将器械对准病变组织，左手上下左右微调镜柄，充分暴露病变组织，确定其边界，然后切除（图 12.6，图 12.7）。

三、持握喉镜

喉镜放置到位后，有效地持握喉镜有利于病变组织的切除。

在实际手术中，持镜多由术者自己来完成。若需要助手持镜，助手必须始终保持图

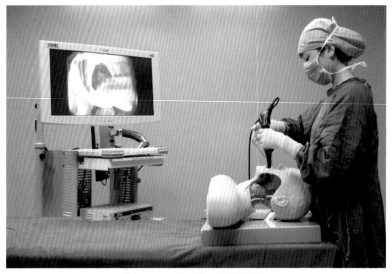

图 12.5　看口腔：放入器械

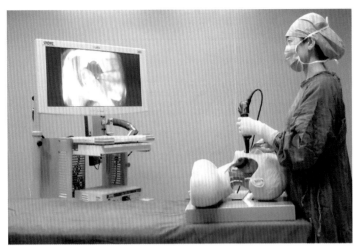

图 **12.6** 看屏幕：操作器械

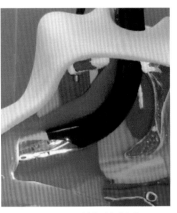

图 **12.7** 局部放大图

像处于理想位置，不能随意抖动，要根据手术的需要及时调整视野的远近与大小。

通常监视器中央的亮度最好，图像最清晰，术者操作的画面应该放在监视器的中央。

和支撑喉镜不同，弧形可视喉镜在使用过程中，可以根据手术需要，随时调整喉镜与病变的距离和方向，使得术者能从不同距离、不同角度来观察病变；距离远时视野扩大，能看清病变的全貌，距离近时视野变小，病变放大，利于精细操作（图 12.8，图 12.9）。持镜者应根据手术的需要改变喉镜的位置，避免摄像头接触血液，避免等离子冲洗盐水和电灼的烟雾沾污摄像头，使画面变得不清楚。

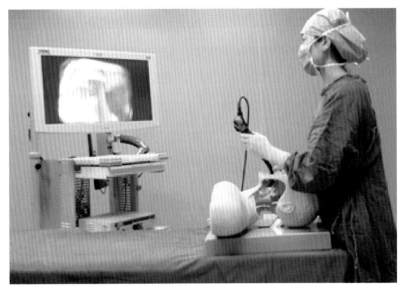

图 **12.8** 距离远，视野大

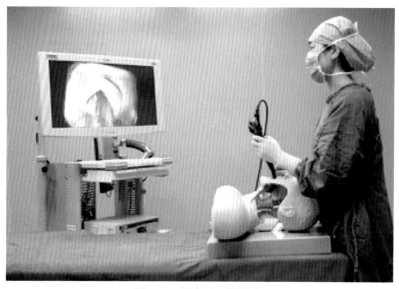

图 12.9　距离近，视野小

四、操作技巧

弧形可视喉镜下的操作技术和鼻窦内窥镜操作技术类似，需要手、眼配合，初次使用弧形可视喉镜时，可能会出现定位不准和深度难以控制的问题，多练习后可以克服。

和支撑喉镜器械不同，弧形可视喉镜下的喉微型器械的前半部分向上弯曲，从进入口腔到病变部位，器械不能直接朝着病变部位放入，而是在越过口腔咽腔的曲度后，方能抵达病变部位。

弧形可视喉镜的器械放置基本过程为：器械越过门齿后先向下，约到达硬腭后缘水平（图 12.10），方向逐渐转向前，进入咽腔后，在显示屏上能看见器械的钳头，从这以后，器械的放置在显示屏监视下进行（图 12.11）。

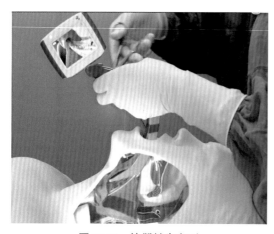

图 12.10　持器械先向下

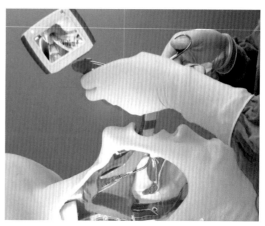

图 12.11　器械过硬腭后转向前

因显示屏不能显现器械在进入咽腔前的放置过程，因此这一段操作属于盲区操作。初学者学习时可先在肉眼直视下将器械放入口腔，到达硬腭前应尽量让器械贴近弧形喉镜叶片、顺叶片弧度徐徐向前，直至器械出现在显示屏内。这样放置能有效地避免锐性器械碰及牙齿或损伤口腔、咽腔黏膜。上述技术不难，只需数次练习，便能掌握操作技巧和要领。

（一）切割

切割指的是用喉微型钳、等离子刀、电刀对组织进行的切割分离，切割应在病变与正常组织交界处进行。声带黏膜良性病变依据病变的性质、大小、基底边界，采用相应型号的喉微型钳切除，黏膜良性病变切除后创面出血少，一般多不用止血。

对喉腔恶性肿瘤、舌根、下咽及会厌等部位的良恶性肿物进行切割时，创面容易出血，多采用等离子刀进行切割切除，和（或）电刀切割切除。在切割过程中，组织出血、等离子冲洗管流出的盐水或者电刀使用过程中产生的烟雾，量过多会沾污摄像头，影响对切割组织的观察。为方便观察，可将吸痰管自一侧鼻孔放置在下咽腔后壁，吸痰管接负压吸引装置，负压调至中低强度档位，持续吸引，及时清除盐水或烟雾，保证手术视野始终处于干净、清晰状态（图 12.12）。

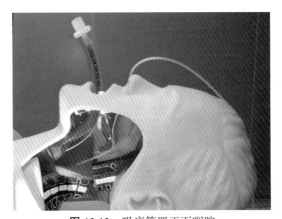

图 12.12 吸痰管置于下咽腔

对声带黏膜良性病变的切除，术者一人操作即可，左手持镜，右手持钳，取站位或坐位，左右微调镜柄，先辨认病变组织边界，看清病变全貌，用微型钳靠近病变基底部钳夹，轻柔钳取（图 12.13 至图 12.17）。

用等离子或电刀进行切割多需要助手持镜配合，术者左手钳持病变组织，右手进行切割，行此操作应注意：

（1）切割前，要充分暴露待切割的组织，用抓持钳钳夹待切除组织，仔细辨认病变与正常组织之间的界线。

（2）切割必须在直视下进行，未辨认清楚的部位不要切割。

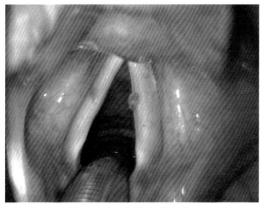

图 12.13　右侧声带息肉

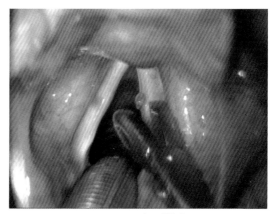

图 12.14　打开钳头

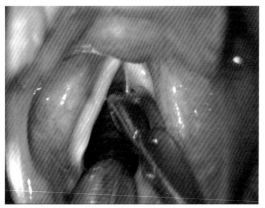

图 12.15　对准基底部

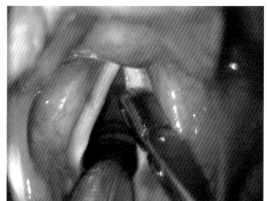

图 12.16　钳夹

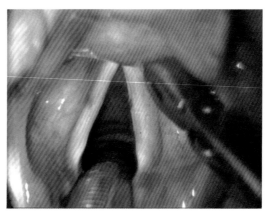

图 12.17　切下息肉

（3）切割会厌囊肿时，用组织钳提起囊肿，等离子刀或电刀尽量靠近囊壁进行切割。

（4）切割舌根肿物时，若肿物与正常组织分界不清，可以局部注射少许含肾上腺素生理盐水，以增强肿物边界的暴露。

（5）因暴露有限，导致病变组织无法彻底切除时，应考虑转行颈部切开的病变切除术。

（二）止血

手术创面止血是弧形可视喉镜手术中最为重要的操作，直接关系到手术的成败及患者的安全。常用的止血设备有低温等离子刀和高频电刀。

声带黏膜血管少，切除良性病变时出血少；室带、会厌、下咽腔和舌根淋巴组织黏膜血运丰富，用微型器械切割后易出血，但出血速度缓慢，量不大，上述部位如果用等离子切割一般无出血。

最容易出血的部位在舌根肌层，舌根肌肉内有丰富的血管，出血多且速度较快，止血困难。行喉下咽恶性肿瘤切除过程中，在前连合下方、声门旁间隙、杓状软骨附近、梨状窝外壁等部位切割会遇到比较大的血管出血；会厌谷与舌根淋巴组织交界处也会有较大血管出血。为避免出血可以进行以下操作：

（1）利用等离子刀切割黏膜出血少的特性，对舌根淋巴组织、会厌和下咽黏膜等区域病变的切除，尽量使用等离子刀。

（2）对有可能出血的部位，可以用边切边凝方式进行切割，即用等离子刀切开组织后，不管有无出血，刀头离开组织之前，先对组织进行预防性电凝止血，之后移开刀头。

（3）黏膜出血如果用等离子电凝无效，可以采取先切后凝方式止血。即将等离子刀头对准出血部位，用脚轻点切割脚踏，然后迅速转至凝血脚踏，这期间等离子刀头不要离开组织。用先切后凝方式止血，常可以收到意想不到的止血效果。电凝无效可能与出血点缩退至组织深方有关。先切就是消融出血点浅面的组织，使得出血点变浅，方便电极对其凝固止血。

（4）舌根肌肉出血，出血血管多缩退到肌肉内，这时等离子凝血多无效，可用双极或单极电凝止血。

（5）如果上述方法均不能止血，应转行颈部切开止血。

附：弧形可视喉镜手术步骤

（一）术前准备

1.术前评估

术前对患者进行系统的病史采集、体格检查、全麻术前常规检查及纤维喉镜等检查，明确病变的位置、大小、边界；恶性病变或体积较大的良性病变，应行计算机化断层显像（CT）或磁共振成像（MRI），以明确病变的范围、病变与深部重要结构（如声门旁间隙、椎前肌肉、颈部血管等）的关系；明确手术适应证，除外禁忌证，并对手术的难度和预期效果进行评估。

2. 设备的准备

（1）根据患者的诊断、年龄及身形挑选合适型号的喉镜，手术开始前 1 ～ 2 min 打开喉镜的光源，以便防雾系统完全开启，防止手术过程中摄像头起雾影响手术（图 12.18，图 12.19）。

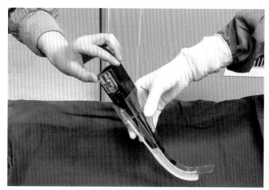 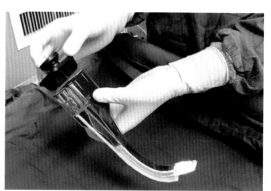

图 12.18　芯子插入 Airtraq 喉镜封闭通道　　　**图 12.19**　盖上视野罩

（2）将喉镜的目镜连接到高清摄像显示设备的适配器上，调整画面位置，调整焦距至图像最为清晰（图 12.20，图 12.21）。

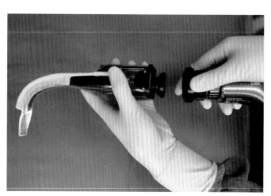

图 12.20　连接摄像头适配器

（3）挑选合适的咽喉微创手术器械和配套设备。

（二）手术步骤

1. 患者的体位

全麻满意后将患者调整为仰卧位，头处于平位或轻度后伸。

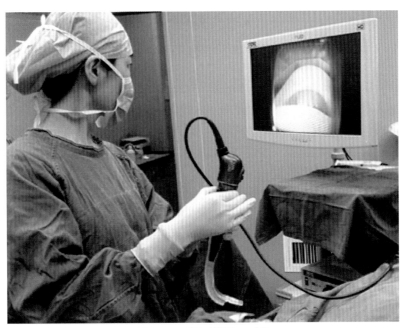

图 12.21　调正位置，对焦

2.连接设备

消毒铺单后，术者位于患者头侧；高清显像设备位于术者左前侧，面对术者；适配器导线固定于患者左侧；吸引器、等离子或电刀的位置根据手术室布局进行放置，理想的位置应在术者右侧，方便右手操作。

3.放置喉镜

按如下步骤放置喉镜：用右手拇指和示指轻柔分开患者的上下唇及牙齿（图 12.22），保护好上、下唇，左手持喉镜沿正中线将喉镜送入患者口腔，喉镜片顺着口腔咽喉的生理弯曲沿舌背缓慢下滑进入咽部。由于喉镜的曲度符合上气道曲度，喉镜的放置多简单

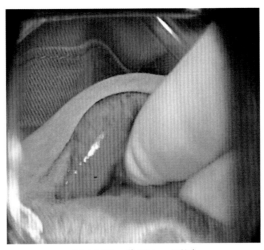

图 12.22　分开上、下唇

易行。若遇患者舌根后坠影响喉镜通过，可以用右手轻提下颌骨，使舌根后气道增大，喉镜便可无阻力通过。不要在喉镜尚未到达舌根前上提喉镜，这样容易将舌体推至咽腔后方，遮挡喉镜镜头。

对于部分颈部呈屈曲位、胸部过高的患者来说，经正中线放置可视喉镜会存在一些阻力，此时可改从舌的侧面插入镜片，然后再滑至口腔正中线。

喉镜的放置过程，也是术者对患者的舌、咽腔、喉腔和食管入口进行基本检查的过程，检查这些结构有无增生、囊肿或较小的术前未能发现的肿瘤等。注意基本检查最好在病变切除之前进行，可先避开要切除的部位，按口腔、口咽腔、舌根、下咽腔、喉、食管入口的顺序依次进行（图 12.23 至图 12.34）。检查完毕后，再处理要切除的病变。

（1）若病变位于舌根和下咽腔，要仔细辨认病变的大小、形态、边界和基底部，并将其与术前纤维喉镜检查结果进行比较，相互印证，喉镜叶片切勿超越病灶（图

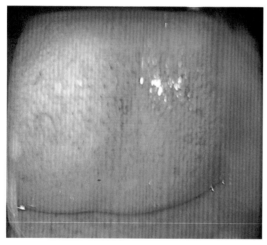

图 12.23 舌体与硬腭

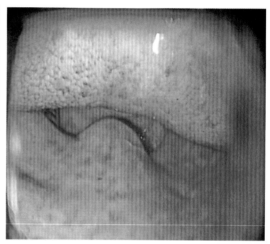

图 12.24 软腭悬雍垂

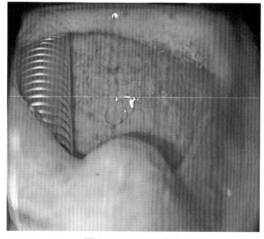

图 12.25 口咽后壁

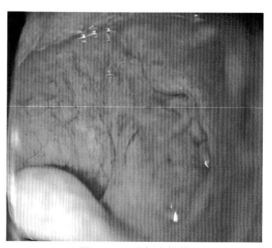

图 12.26 右侧扁桃体

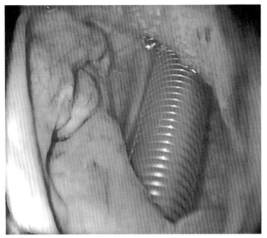

图 12.27 左侧扁桃体

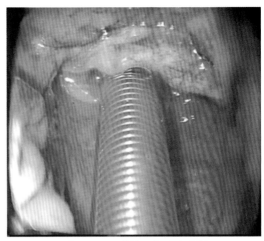

图 12.28 下咽、会厌及舌根

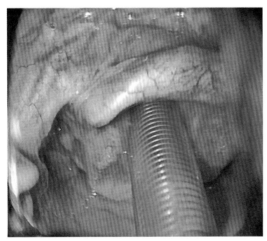

图 12.29 会厌谷

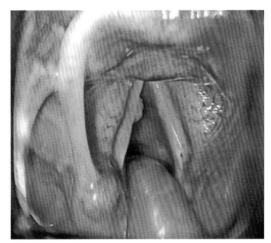

图 12.30 会厌谷途径暴露声门

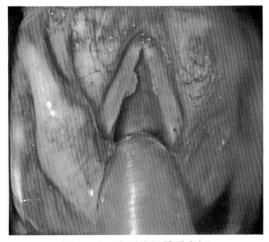

图 12.31 会厌途径暴露声门

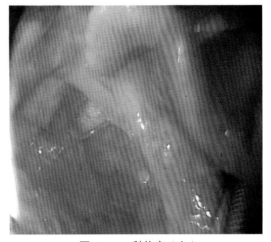

图 12.32 梨状窝（左）

87

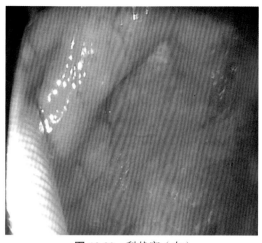

图 12.33　梨状窝（右）

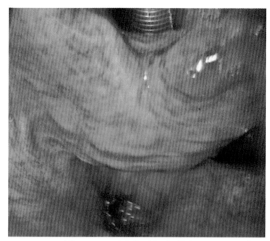

图 12.34　环后区与食管入口

12.35）。

（2）若病变位于会厌和会厌谷，将喉镜叶片置于舌根之后和病变之前，轻提喉镜，左右轻微旋转手柄，病变的全貌即可显示于显示器中（图 12.36）。

（3）若病变在声门，可将镜片前端置于会厌谷或会厌喉面，即可显露声门与病变。通过调整手柄改变喉镜片的位置与方向，对病变进行多角度观察（图 12.37，图 12.38）。

（4）若病变位于梨状窝，将镜片送至会厌咽襞的下方轻轻向上提起，左右微转镜柄，便能看清一侧梨状窝的全貌。

（5）若病变位于下咽后壁、环后区和食管入口，可将叶片置于气管导管下方，将导管连同喉腔一并向上挑起，即可显露下咽后壁、环后区和食管入口。

4. 切除病变

手术视野暴露满意后观察病变所在部位、大小及基底部等情况，辨别病变组织与正

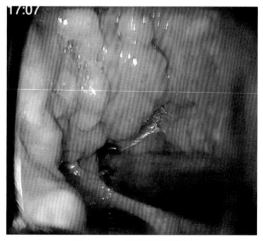

图 12.35　暴露舌根病变

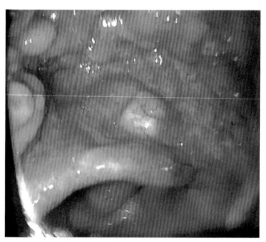

图 12.36　暴露会厌谷病变

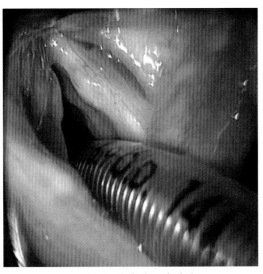

图 12.37 多角度观察病变

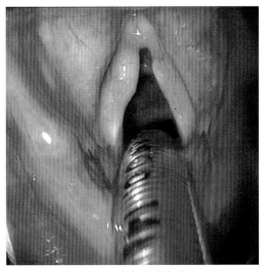

图 12.38 多角度观察病变

常组织之间的界限。选择合适的微型手术器械，依病变特点选用冷切（刀、钳子等）或热切（低温等离子等）对病变组织进行切割或消融。

双手操作时术者左手持镜，右手持手术器械，左手可根据术野暴露的情况及操作需要及时调整喉镜的位置，以保证精准切除；三手操作时，由助手持镜，术者双手持器械操作（图 12.39）。

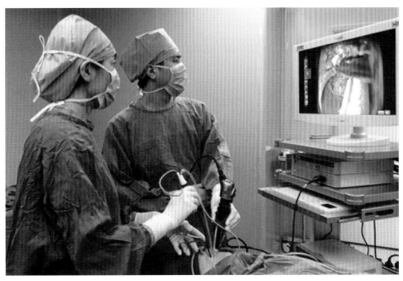

图 12.39 三手操作

（三）操作注意事项

（1）使用弧形可视喉镜时避免强行操作、过快放置。

（2）须在看清口腔、咽腔、喉等部位标志的前提下放置喉镜。遇到标志不清时，应及时退回喉镜，一直退到标志重新清晰为止，在这一部位左右查看，明确喉镜所处的位置和深度之后，再缓慢向前推送喉镜，避免盲目放置。

（3）整个放置过程都要注意保护上、下唇及门齿。

（4）尽管弧形可视喉镜对患者的喉部刺激轻微，但仍需在放置前准备好阿托品，以防术中心率变缓、血压下降。

（李丽娟　王　丽　许　挺）

第十三章

弧形可视喉镜的并发症及其预防措施

弧形可视喉镜手术并发症少，与喉镜放置有关的咽部黏膜损伤、吞咽疼痛等并发症极为罕见，舌体麻木、味觉改变、牙齿损伤基本不发生；由喉镜刺激所引起的心动过缓、血压下降等迷走神经反射亦未见发生。

偶尔，可因喉镜放置时速度过快和观察不仔细，患者上、下唇翻卷至喉镜与切牙之间，造成唇黏膜挤压伤（图 13.1）。

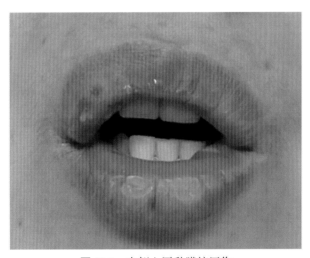

图 13.1 右侧上唇黏膜挤压伤

器械进出咽腔时，若未能顺着上气道轴线曲度进出，可因触及口腔、舌根、咽腔黏膜造成黏膜轻度划伤。使用等离子和电刀对组织进行切割，动作过快、手抖动或刀头未避开周围正常组织，都有可能伤及正常组织，导致对正常组织不必要的灼伤。

针对以上并发症，我们强调术者要树立爱伤精神，细心操作，处理病变要稳、准、慢。不要因为病灶小、切除技术简单而大刀阔斧，更不能一味追求手术速度而忽略对正常组织的保护。

大出血是弧形喉镜手术较为严重的并发症，多发生在咽、喉、舌根恶性肿瘤的切除过程中。舌动脉分支、喉上动脉及其分支、环甲动脉及其分支的出血，出血量多且凶猛，极易模糊喉镜叶片上的镜头，导致无法观看而止血。此时一边擦拭镜头一边用吸引器清除血液，迅速用棉球压迫出血部位 2 ～ 5 min，待出血速度减缓后，用金属吸引头小心移开棉球，边移边查看，一旦看到出血部位，用吸引头顶端对准之，以单极电刀轻点吸引头尾端，进行电凝止血。这种止血方法优点是能边吸引边止血，避免了因出血过多或烟雾过多导致的出血点辨识困难，使用时吸引头的中间部分应该进行绝缘处理，避免电流通过时灼伤气道黏膜。也可以用长单极或双极电刀进行止血，止血前先将电刀弯成合适的曲度，以便能到达出血部位。另外，填塞止血材料、缝合结扎理论上可以止血，但在实际运用中，由于出血速度快，技术上难以操作。止血过程中咽腔填塞的棉球应采用带线棉球，方便取出，也避免了棉球遗漏于咽喉腔。若出血无法止住，应改为咽喉切开止血。

病灶组织过大，无法彻底切除是弧形喉镜另一个较大的并发症，多与病变评估不足有关。术前应该对病变组织进行全面详细的检查，严格掌握适应证与禁忌证，权衡利弊，谨慎选择手术方式。病灶无法切除时，应及时改变术式，行颈部切开病灶切除术。

导致改变术式的原因除了大出血和病灶无法切除外，还受设备仪器故障和术者技术水平的限制。对仪器设备而言，术前必须认真检查设备各配件，确保各部件各环节完好无损。对术者而言，术前检查要详实，避免盲目扩大手术适应证；术中一旦遇病变组织过大，无法切除，切不可盲目自信，反复过多的尝试性切除会导致病灶周围正常黏膜的不必要损伤，给接下来的颈部切开造成不利影响。

（王　丽　宋　昱）

第十四章
弧形可视喉镜的舌根手术

一、舌根手术应用解剖

舌为一肌肉器官，具有高度的活动性，分为上、下两面。上面叫舌背，舌背前 2/3 称作舌体，是舌活动部分，舌的后 1/3 称作舌根，为舌固定部分，舌根藉舌骨舌肌、下颌舌骨肌与舌骨相连，藉咽上缩肌与咽腔相连（图 14.1）。

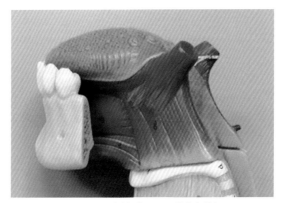

图 14.1 舌骨舌肌、下颌舌骨肌

（一）舌根黏膜

在弧形可视喉镜下，舌根对向口咽腔，表面被覆复层鳞状上皮，黏膜含有丰富的淋巴组织，其内有密集的淋巴滤泡，是咽淋巴环的一部分。淋巴滤泡使舌根黏膜表面不平，上有许多红色、光滑、半球状隆起，叫舌扁桃体，故而舌扁桃体是舌淋巴滤泡的总称（图 14.2）。

舌淋巴滤泡由上皮下固有膜内淋巴小结聚集而成。典型的滤泡顶部中央上皮下陷，形成短而窄的管状细腔，称为滤泡腔。腔的底部常有小黏液腺导管的开口。滤泡腔壁的上皮周围密布有淋巴小结，淋巴细胞可浸润并穿过腔壁的上皮进入滤泡腔。舌淋巴滤泡的形状及大小不等，直径约 1 ～ 5 mm，数目 30 ～ 100 个，故舌扁桃体形态在正常人群中变异较大。

舌扁桃体无明显的被膜，藉一层纤维组织和其下面的肌肉组织紧密相连，手术时不易将舌扁桃体组织剥起（图 14.3）。

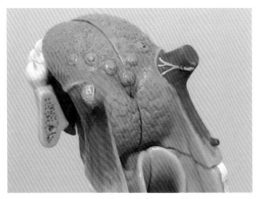

图 14.2 舌扁桃体左后面观

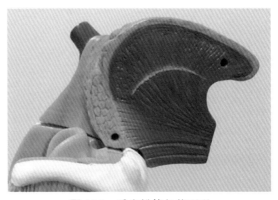

图 14.3 舌扁桃体矢状面观

（二）前界

舌根的前界为"∧"型界沟，沟尖端的后方有一小孔，终于盲端，叫舌盲孔。舌盲孔在弧形可视喉镜下难以辨认。界沟的前方，约有 7 ～ 11 个轮廓乳头，质地较舌扁桃体硬，呈圆盘状，周围有环状沟环绕，轮廓乳头是味觉感受器（图 14.4）。

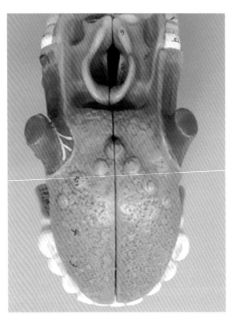

图 14.4 舌根上面观

界沟和轮廓乳头的前方为舌体，舌体黏膜较舌根光滑平整，上有密集的小突起叫舌乳头。根据形态可将舌乳头分为 4 类：

（1）丝状乳头：细而长，呈白色丝绒状，遍布舌体表面，由于其浅层上皮细胞不断角化脱落，并和食物残渣共同附着在舌黏膜的表面形成舌苔，故健康人舌苔很淡薄。

（2）菌状乳头：散在于丝状乳头之间，顶端稍膨大而钝圆，肉眼看呈红色点状。

（3）叶状乳头：位于舌侧缘后部，呈皱襞状，人类不发达。

（4）轮廓乳头：最大，排列在界沟的前方。

轮廓乳头、菌状乳头、叶状乳头以及软腭、会厌等处的黏膜上皮中有味觉感受器——味蕾。轮廓乳头、叶状乳头和舌扁桃体有慢性炎症时，患者会感到咽部异物感，误认为有癌肿；有些患者用手指摸舌根，会因触及质地较硬的轮廓乳头而怀疑患了肿瘤。

（三）后界

舌根的后下藉会厌谷与会厌相连。

（四）侧界

舌根两侧与腭扁桃体下极之间有一浅沟，是扁桃体切除手术的下界（图14.5，图14.6）。咽黏膜慢性炎症、淋巴组织过度增生、淋巴瘤时，此沟可变浅或消失。

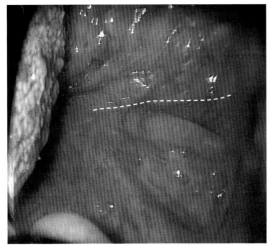

图14.5 右侧舌-扁桃体沟

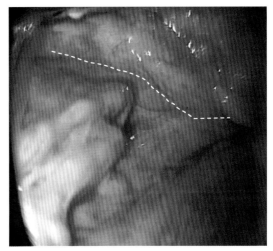

图14.6 左侧舌-扁桃体沟

正常舌扁桃体平铺于舌根后端两侧表面，界限清晰，有时可见曲张的静脉（图14.7）。舌扁桃体增生时舌扁桃体组织可占据整个会厌谷并遮盖会厌边缘（图14.8），或向外

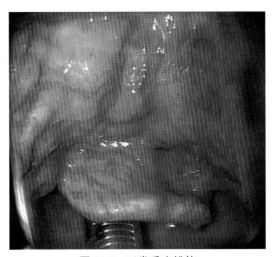

图14.7 正常舌扁桃体

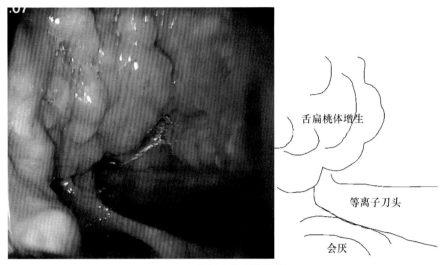

图 14.8 舌扁桃体弥漫性增生

侧延伸与腭扁桃体下端相连，有时与咽侧壁增生淋巴组织相互连接成团，表面呈粗颗粒状或分叶状（图 14.9）。

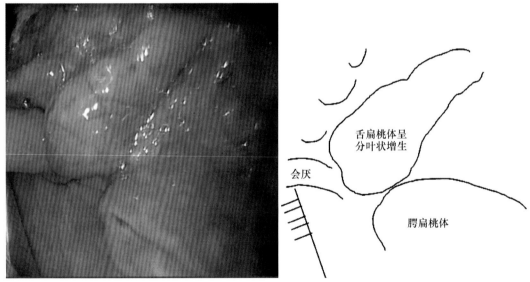

图 14.9 舌扁桃体增生，分叶状

（五）舌肌

舌肌位于舌黏膜下，为骨骼肌，分为舌内肌和舌外肌两部分：舌内肌的起止均在舌内，其肌纤维有纵行、横行和垂直 3 种，收缩时可改变舌的形态。舌外肌起自舌外止于舌内，有颏舌肌、舌骨舌肌、茎突舌肌、腭舌肌等，收缩时可改变舌的位置。

（六）血管和神经

舌的血液供应极为丰富，主要来自舌动脉，舌根的血供除有舌动脉外，还接受来自咽升动脉的分支供应。

舌动脉起始于舌骨大角的高度，行向前上，经舌骨舌肌的深面，至口底，在舌骨舌肌深面舌动脉发出舌背动脉至舌根，在舌骨舌肌前缘该动脉分为两支，即舌下动脉和舌深动脉（图14.10）。舌深动脉可视为舌动脉的直接延续，向前上行于颏舌肌与舌下纵肌之间，经舌系带外侧直达舌尖的黏膜下，在舌背形成血管网而供给舌之营养。舌下动脉向前行于颏舌肌与下颌舌骨肌之间，在舌下腺内侧发出分支供给该腺体及其附近的口底黏膜和舌肌；舌下动脉还发出分支穿透下颌舌骨肌与颏下动脉（面动脉分支）吻合。

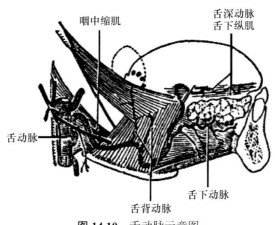

图 14.10 舌动脉示意图

舌的静脉包括舌动脉的伴行静脉和舌下神经伴行静脉，二者向后均注入舌静脉。

舌的神经支配：舌前2/3的一般感觉由舌神经支配，味觉由参与舌神经的鼓索味觉纤维支配；舌后1/3的一般感觉及味觉由舌咽神经所支配（舌后1/3的中部由迷走神经支配）。舌的运动神经为舌下神经，但舌腭肌的运动由迷走神经的咽支支配。

二、手术适应证与禁忌证

弧形可视喉镜下舌根手术的种类和范围很大程度受设备条件和医生技术水平的限制。通常舌根黏膜表浅的、良性病变，在弧形可视喉镜下切除创伤轻，出血少，治疗效果满意。而舌根恶性肿瘤、血管瘤和广泛累及肌层的病变，由于术中或术后迟发型出血、病变边界识别困难等，为手术相对禁忌。能否行喉镜下切除，术者可以根据现有的设备条件，内镜下治疗的经验以及颈部开放手术的能力进行综合判断。

（一）适应证

（1）舌扁桃体慢性炎症并引起明显咽痛、咽阻塞感或异物感症状。

（2）舌扁桃体肥大引起睡眠打鼾、阻塞性睡眠呼吸暂停低通气综合征。

（3）舌根黏膜囊肿。

（4）舌根异位甲状舌囊肿。

（5）舌根表浅良性小肿瘤，如乳头状瘤。

（二）相对禁忌证

（1）舌根血管瘤。

（2）舌根早期恶性肿瘤。

（三）绝对禁忌证

（1）全身情况差，合并严重的心脑血管病等疾病无法耐受全麻手术。

（2）各种原因引起的凝血功能异常。

（3）晚期或广泛的舌根部恶性肿瘤。

（4）急性上呼吸道炎症。

（5）舌根异位甲状腺。

（6）精神疾病。

三、临床病例

舌根病变切除术

1. 病例资料

患者男性，51 岁，查体发现舌根"肿物"2 周，要求切除。病程中无咽痛、发热、无吞咽困难及呼吸困难。间接喉镜和纤维喉镜检查显示舌根正中有一直径 6 mm 隆起，表面略粗糙，无破溃及出血。

2. 手术方法

（1）患者仰卧位，全身麻醉，左侧鼻腔插气管导管。右侧鼻腔插吸痰管至下咽后壁，接负压吸引装置，用以清除使用等离子时产生的盐水和烟雾，保持术野清晰。开启 UE 可视喉镜电源，予以预热处理，防止术中起雾。准备好弧形夹持钳、低温等离子刀等手术器械，将等离子刀适当弯曲塑型为弧形，弧度与可视喉镜弧度近似，调节等离子刀的功率切割为 7 档，凝血为 5 档。

（2）术者坐于患者头侧，调整患者头位为轻度仰伸位，左手持喉镜，右手保护口唇，将喉镜片放入口腔内，沿口腔中线位置将喉镜缓缓深入，并轻柔向前推进，直至舌根病变组织暴露满意。

（3）喉镜下见病变位于舌根正中，为直径 6 mm 黏膜隆起，淡红色，触之质韧，表面略粗糙，无破溃及出血（图 14.11）。

（4）此时进行三手操作，由助手左手持喉镜负责暴露，术者左手持夹持钳钳夹病变，并以适当的力度牵拉肿物，暴露病变组织的边界，右手持塑型后的等离子刀，自病变与正常组织的交界处进行切割（图 14.12）。切割以边切边凝的方式进行，即每次切割结束都在原位进行预防性电凝止血（图 14.13）。操作过程中三手配合，术者及助手同时

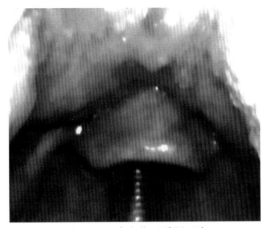

图 14.11 病变位于舌根正中

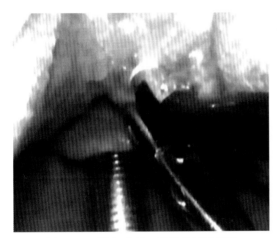

图 14.12 钳夹病变，用等离子刀切除

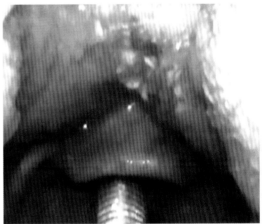

图 14.13 切除后创面

观看可视喉镜显示屏，助手根据视野及切割的部位调整可视喉镜的方向和角度，确保暴露满意同时不妨碍术者操作；术者钳夹病变组织予以一定的张力，有助于增加对病变组织边界的识别。手术结束后退出喉镜。

（5）术后病理鳞状上皮增生。

3. 评述

行舌根病变切除，首先需要解决的是病变组织的位置与暴露问题。由于舌根形态随舌体位置不同而不同，相比于清醒伸舌状态，全麻后的舌根位置深且靠后，表面淋巴组织彼此相互簇拥，其上的病变组织的位置也比伸舌时靠后，基底部相对比较深在，边界不如伸舌时清楚。因此，手术前术者应亲自给患者行纤维喉镜检查，检查最好在患者仰卧位下进行，观察患者伸舌和不伸舌两种舌位下病变组织的位置与边界，有助于术中正确辨识。

术中对于体积较小的病变，如小囊肿、局限性淋巴组织增生，乳头状瘤等，准确地判断病变的位置后，再行电刀或等离子切除；对于体积较大的病变，或者舌根淋巴组织弥漫性增生肥大，切除前要结合术前纤维喉镜检查所见，仔细辨认其边界和范围，然后逐步切除。

舌根淋巴组织没有明显的包膜，对舌扁桃体肥大、慢性舌扁桃体炎患者行舌扁桃体切除过程中，控制好切除的深度是手术过程中时刻要加以注意的。舌根淋巴组织的切除深度应在纤维组织表面以上进行，不应穿透纤维组织，否则容易出现术中术后创面出血。术中除了肉眼识别切除平面外，等离子刀切除速度的变化也能给术者以提示：淋巴组织由于血运丰富，组织疏松，等离子刀切除速度较快，而位于其深方的纤维组织由于相对致密，等离子刀的切除速度会减慢。因此，当刀头有"切不动"感的时候，提示组织的密度已发生变化，术者应意识到可能已经到达或接近纤维组织层了。

舌根淋巴组织较脆，血运丰富，传统器械的冷切除容易出血，现在采用等离子刀切除，组织出血较少或不出血，如果出血多可采用边切边凝的方法进行切割。术中遇到较大的出血时，应使用高频电刀进行电凝止血。如果电凝不能止血，要注意如下可能：

（1）出血点已回缩到组织内，这种情况下电凝的功率可以稍加大一些，或者用等离子刀先消融一部分表面组织再凝血。

（2）出血部位判断错误。在一个部位反复多次凝血无效时，很可能出血血管在高处，由于患者仰卧重力的原因，血液流到血管下方，给术者造成血管下方出血的假象，这时，应该在血液的上方寻找出血血管，行电凝止血。

弧形喉镜的视野大，舌根、咽侧壁、会厌能清晰显露在同一屏幕里，避免了"只见树木不见森林"的弊端，有利于术者和助手对病变的整体把握。行病变切除时，助手位于术者的左侧，左手持镜，随时保证术野处于最佳暴露，术者一手持钳夹持病变组织，另一手行切割止血操作，三手默契配合，切除操作精准而无中断，整个手术如行云流水，一气呵成，极大地节省了手术时间。

（王　丽　李丽娟）

第十五章

弧形可视喉镜下的喉手术

一、喉手术应用解剖

喉腔是以喉软骨为支架、由弹力纤维及黏膜连接而成的、由肌肉与脂肪间隙参与其中的空腔器官。喉腔上方经喉入口与喉咽相通，下方与气管相接。

喉腔上部有会厌。喉腔中段，两侧弹力纤维及黏膜由前向后伸入喉腔中央，形成两对皱襞，上为室带，下为声带。室带、声带将喉腔分为喉前庭、喉室和声门下区三个部分（图15.1至图15.3）。

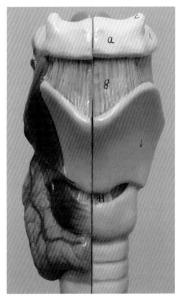

图 15.1　喉正面观

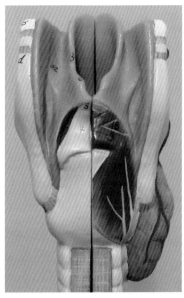

图 15.2　喉后面观

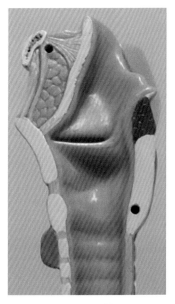

图 15.3　喉矢状面观

（一）会厌

弧形可视喉镜下会厌分为上、下两个部分。会厌的上半部分突出于喉腔，呈叶片状，边缘薄而有弹性，向舌根轻卷曲，会厌的下半部分组成喉前庭前部。会厌下半部的两侧边缘自上而下逐渐缩窄，最终相交成会厌茎部，附着于甲状软骨夹角约中上1/3处，两者之间有甲状会厌韧带连接。会厌茎部略向喉腔突起，成结节状，叫作会厌结节。

　　弧形可视喉镜下会厌下半部分微突出于喉前庭，像一个尖在下的等腰三角形：三角形的尖为会厌结节；三角形的边线为逐渐缩窄的会厌的侧缘；三角形的底线不明显，直接和会厌上半部相延续（图 15.4，图 15.5）。

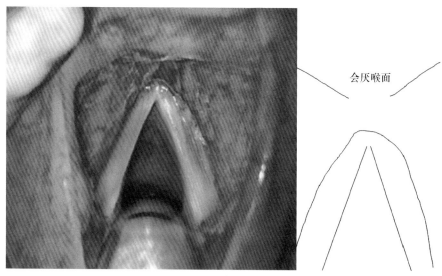

图 15.4　会厌喉面

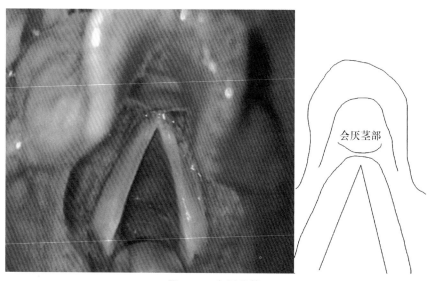

图 15.5　会厌茎部

　　会厌舌面黏膜与会厌软骨间有一层非常疏松的结缔组织层，会厌囊肿多发生在此结缔组织层内，切除囊肿时，用组织钳提起囊肿，使囊肿远离其下的会厌软骨，等离子刀靠近囊壁进行切割，可远离会厌软骨膜，保护好会厌（图 15.6，图 15.7）。会厌喉面黏膜与会厌软骨连接较紧，手术不易分离。

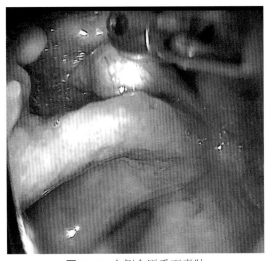
图 15.6 右侧会厌舌面囊肿

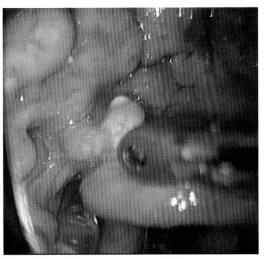
图 15.7 左侧会厌舌面囊肿

（二）室带

会厌喉面黏膜向两侧延伸，覆盖在位于会厌软骨侧缘的四方膜上，在四方膜的上方形成杓会厌襞，在四方膜的下方形成室带，并以此将喉前庭与梨状窝分隔开。两侧的室带在会厌结节下方相交，室带后方位于杓状软骨声带突的上方，室带在弧形可视喉镜下呈现为红色的黏膜皱襞，光滑柔软，左右成对（图 15.8）。

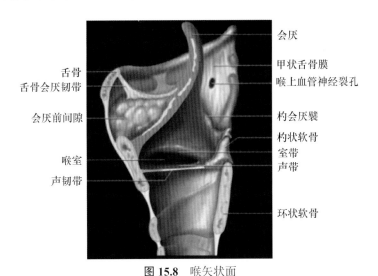

会厌
甲状舌骨膜
喉上血管神经裂孔

舌骨
舌骨会厌韧带

会厌前间隙

杓会厌襞
杓状软骨
室带
声带

喉室
声韧带

环状软骨

图 15.8 喉矢状面

（三）声带

声带为白色，位于室带下方，由黏膜、声韧带、甲杓肌及杓状软骨声带突组成。两侧声韧带前端融合于甲状软骨夹角内，以及两侧室带相交的正下方，称前连合；声韧带的后端附着于杓状软骨的声带突上，声带突约占声带全程的 1/4，此处的声带黏膜下无韧带，取而代之的是杓状软骨的声带突。声带黏膜与声韧带之间有一层潜在的微小间隙，叫任克间隙，此间隙柔软，全程几乎无淋巴引流，内含有无定形物质。任克间隙的形态和张力决定了声带的振动特点，正常时看不见，炎症时此间隙肿胀。由两侧声带、前连合、杓间黏膜围成的三角叫作声门裂。

弧形可视喉镜下，女性声带为白色条带状，黏膜润泽而有半透明感，边缘整齐且有张力，男性声带比女性略显充血。

（四）喉室

室带与声带间的纺锤形空隙为喉室。喉室的两侧及前方为甲状软骨翼板。其前部向上延伸成喉囊。正常喉室开口呈椭圆形，喉室黏膜含黏液腺，分泌黏液润滑声带。弧形可视喉镜能较好地暴露出喉室开口和部分喉室腔、部分喉室底壁（图15.9，图15.10）。

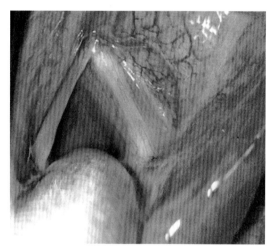
图15.9　右侧喉室

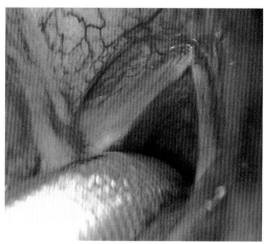
图15.10　左侧喉室

（五）声门下区

从声带游离缘至环状软骨下缘为声门下区。声门下区上部呈圆锥形，下部变宽呈圆形。前壁及两侧壁为甲状软骨翼板下部、环甲膜及环状软骨弓，后壁为环状软骨板。

（六）黏膜

整个喉腔均覆有一层较薄的黏膜，向上与咽黏膜连接，向下与气管黏膜相接。喉部黏膜上皮属于柱状纤毛上皮，而声带、会厌舌面和喉面的一部分以及杓会厌襞的一部分黏膜上皮属于复层鳞状上皮。除声带黏膜外，喉黏膜都富含黏液腺，会厌喉面、杓会厌襞的下部和喉室等处的黏液腺更为丰富。

（七）血供和神经

喉上部血液供应来自甲状腺上动脉的喉上动脉及环甲动脉。喉上动脉和喉上神经伴行，穿位于甲状舌骨膜外 1/3 的孔隙入梨状窝，在梨状窝黏膜下由外上向内下走行，进入声门旁间隙。喉上动脉与喉上神经在梨状窝位置表浅，弧形可视喉镜下呈现为一条由外上向内下的黏膜褶皱（图 15.11）。喉下部的血液供应来自甲状腺下动脉。喉静脉与动脉伴行，汇入颈内静脉。

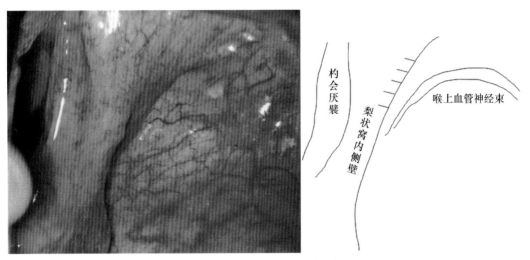

图 15.11 右侧喉上血管神经束

喉神经有喉上神经和喉返神经两支，均来自迷走神经。喉上神经进入梨状窝后分为喉内支及喉外支，外支司环甲肌运动，内支司喉上部黏膜的感觉。喉返神经于环甲关节附近分数支支配喉内诸肌，司声门的关闭与开放。

（八）喉的间隙

1. 会厌前间隙

位于会厌下半部分前方和侧前方，内充满脂肪组织，经穿行于会厌软骨孔隙的血管和神经与会厌喉面相通。

2. 声门旁间隙

位于甲状软骨翼板内膜和甲杓肌之间，左右各一，上通会厌前间隙，下达三角形膜，呈狭长形，其前外界为甲状软骨翼板前部内膜，内上界为方形膜、喉室和甲杓肌，内下界为三角形膜，后界是梨状窝内壁黏膜转折处。声门旁间隙内含少量脂肪，喉上动脉、喉下动脉走行于此间隙内，并由此发出分支滋养声室带和喉腔黏膜。行弧形可视喉镜下喉恶性肿瘤切除时，声带的外上相当 1 点钟部位（或 11 点钟）、杓状软骨声带突起始部的外侧是最容易出血的两个部位。

3. 任克间隙

位于声带游离缘上皮下层与声韧带之间，左右各一，是潜在性的小间隙，炎症时此间隙内组织液聚集，形成水肿和息肉样变。

二、手术适应证与禁忌证

（一）适应证

（1）声带息肉、声带小结、任克水肿等声带良性病变。

（2）会厌囊肿。

（3）喉乳头状瘤、淀粉样变等喉良性局限性病变。

（4）T1T2期喉癌，声门型或声门上型。

（二）相对禁忌证

（1）喉血管瘤。

（2）T3期喉恶性肿瘤。

（三）禁忌证

（1）全身情况差，合并严重的心脑血管病等疾病无法耐受全麻手术。

（2）各种原因引起的凝血功能异常。

（3）晚期或广泛的喉部恶性肿瘤。

（4）急性上呼吸道炎症。

（5）精神疾病。

三、临床病例

（一）会厌舌面囊肿切除术

1. 病例资料

患者女性，51岁，咽部异物感半年，偶有咽痛、咳嗽、无声嘶、吞咽困难及呼吸困难，症状持续存在。纤维喉镜检查显示左侧会厌舌面近游离缘处有一光滑囊性肿物，直径约8 mm。

2. 手术方法

（1）患者仰卧位，全身麻醉。右侧鼻腔放置负压吸痰管。开启UE可视喉镜电源。准备好弧形抓持钳、低温等离子刀，等离子刀适当弯曲塑型为弧形。调节等离子刀的功率切割为5档，凝血为4档。

（2）喉镜下见囊肿位于左侧会厌舌面近游离缘处，直径8 mm，半球形，表面光滑，粉红色（图15.12）。

（3）术者和助手位于患者头侧，喉镜镜叶放置在左侧会厌谷内，助手持镜暴露病变，术者行囊肿切除操作。术者用抓持钳提起囊肿，使囊肿远离会厌舌面，多角度查看囊肿的基底部，明确边界，等离子刀以边切边凝方式进行切除，操作方法与舌根病变切除相似（图15.13，图15.14）。

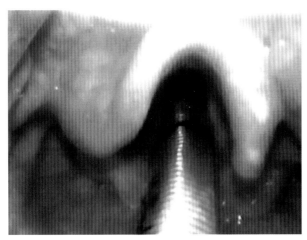

图 15.12 囊肿位于左侧会厌舌面

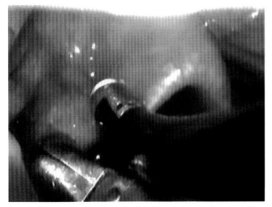

图 15.13 夹持钳提起囊肿，用等离子刀切割

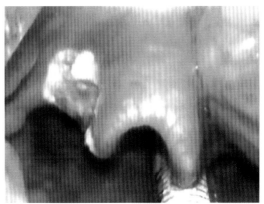

图 15.14 切除后创面

3. 术后病理

回报结果为会厌囊肿。

4. 述评

会厌囊肿切除的关键在于充分暴露囊肿的基底部。支撑喉镜能一次性暴露基底部较小的囊肿，但对于基底部较宽的囊肿，支撑喉镜须经数次摆放位置调节支撑架后才能暴露囊肿的全貌。而 UE 可视喉镜前端的摄像头视角大，景深长，能较好地暴露囊肿以及囊肿周围的正常结构，简化了手术操作，提高了切除的安全性[1]。

用等离子刀切囊肿前，先用夹持钳提起囊肿，使囊肿远离会厌软骨，看清囊肿基底部，从最容易操作的部位开始切割。具体方法是：等离子刀头放置在囊肿与会厌舌面的分界处，以边切边凝的切割方式，逐步将囊肿的基底部从会厌舌面上剥离、掀起、直至完全切下。这样的切除方法绝大多数为无血切除，术野干净，囊壁容易辨认。术中应遵循以下几个原则：

（1）每一次切割前，都应该保证待切割部位显露充分，不可盲视切割。随着囊肿基底部掀起，切除层面会逐渐变深，最后难以窥视。这时应该松开夹持钳，更换夹持部位以让切除层面重新暴露，继续从最容易操作的地方开始切割。如此反复数次，囊肿便可完整安全切除。更换夹持部位可能会导致囊肿壁破裂，囊液流出，囊肿塌瘪，但这并不影响囊肿基底部的辨识和切除的完整性。

（2）切除过程中若有黏膜出血，则应先止血，之后再继续剥离，不可因急于切下囊肿而忽略止血。若不止血，一方面，出血容易模糊囊壁与会厌之间的界限，使术野不清晰，增加了操作难度，另一方面，一旦囊肿切下，出血部位会因为黏膜回缩深藏于黏膜深方，不易寻找，给止血带来困难。

（3）在切割和电凝任何组织以前都要先确认其解剖。

（二）会厌喉面乳头状瘤切除术

1. 病例资料

患者男性，44 岁，咽部异物感 1 年，无咽痛、声嘶、吞咽困难及呼吸困难，门诊纤维喉镜检查显示会厌喉面直径 8 mm 新生物，呈乳头状外观，表面光滑无破溃。

2. 手术方法

（1）患者仰卧位，全麻左鼻插气管导管，右侧鼻腔放置负压吸痰管，使用 Airtraq 弧形喉镜进行肿物切除。连接 Airtraq 喉镜于高清摄像显示器。准备好弧形夹持钳、低温等离子、负压吸引器等手术器械，等离子适当弯曲塑型为弧形。调节等离子的功率切割为 5 档，凝血为 4 档。

（2）患者平卧位，术者位于患者头侧，左手持 Airtraq 喉镜，右手保护口唇，将喉镜片放入口腔内，沿口腔中线位置将弧形可视喉镜缓缓深入，并轻柔向前推进至舌根，观察到会厌后，先将喉镜叶片放置在会厌谷，查看喉腔全貌和明确肿物的位置（图 15.15），然后将喉镜叶片放置于会厌游离缘之下、肿物组织之前，此时肿物组织及其周围结构暴露满意。

（3）喉镜下见肿物位于会厌喉面上方、中线偏右部位，红色，直径约 8 mm，表面光滑，呈乳头样外观，有蒂（图 15.16）。

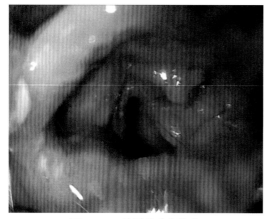 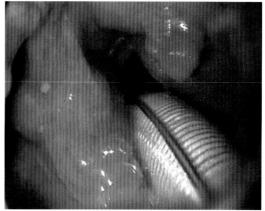

图 15.15　暴露喉腔和肿物　　　　图 15.16　肿物位于会厌喉面，呈乳头状外观

（4）先用夹持钳轻触及肿物，查看肿物蒂部，然后靠近蒂部夹住肿物（图 15.17），轻向上提起，完整切下肿物。

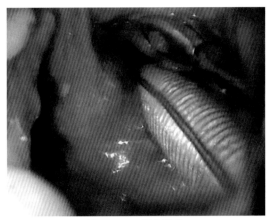

图 15.17　钳夹肿物

（5）肿物切下后，基底部活动性出血，量不大但速度较快。用等离子刀头对准出血部位，轻点电凝脚踏，出血即刻停止（图 15.18）。确认无病变残留及出血（图 15.19）后退出喉镜，结束手术。

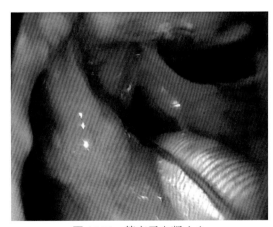

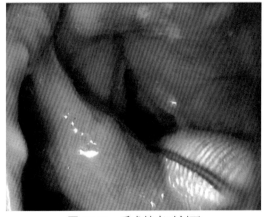

图 15.18　等离子电凝止血　　　　　　　　**图 15.19**　手术结束时创面

3. 术后病理

回报结果为鳞状上皮乳头状瘤。

4. 评述

会厌喉面是支撑喉镜较难暴露的部位，弧形可视喉镜则有这方面的优势。在本病例手术中，术者将喉镜叶片顶端放置在会厌谷，或将喉镜叶片放在会厌之下病变组织之前，肿物均获得了良好的暴露。不仅如此，从手术照片中可以看到，Airtraq 喉镜视野较大，镜片放在会厌谷时，整个喉腔全部暴露于喉镜视野内，镜片放在会厌之下时，所获得的术野也要比支撑喉镜的管状术野要宽阔。这是由喉镜片顶端的上翘弧度和位于其后的摄像头的广角特性所决定的。弧形喉镜这一特性，使得声门上病变的切除变得简单易行，特别是声门上喉癌。

（三）声门上区淀粉样变切除术

1.病例资料

患者女性，61岁，间断咽部异物感10年，加重3个月。偶有咽干、咽痛，程度轻微，无吞咽障碍，不伴声嘶、咳嗽、憋气等。专科检查见左侧口咽后壁、右侧软腭游离缘以及左侧声门上区多发黄色结节状肿物，直径1～2 cm，表面光滑，可见小血管网，肿物质地中等硬度，基底宽，与周围组织分界清楚（图15.20）。

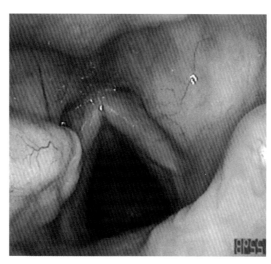

图15.20 左侧室带后上方黄色结节状肿物，表面可见血管网

术前CT见双侧咽壁、左侧室带不规则肿物，其内密度明显不均，可见多发点状钙化（图15.21）。患者曾于10年前在外院取口咽肿物病理活检，报告为"淀粉样变性"。

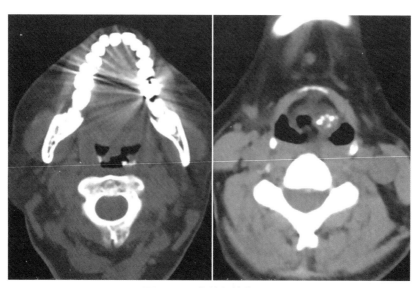

图15.21 术前喉轴位CT

2.手术方法

（1）患者麻醉、体位、器械准备、术者位置、Airtraq喉镜放置均与会厌喉面乳头状瘤切除术相同。

（2）经会厌谷途径暴露喉腔与病变组织，病变为黄色结节状肿物，直径约2cm，位于左侧室带与左侧杓会厌襞，基底广，与周围黏膜界限清楚（图15.22）。

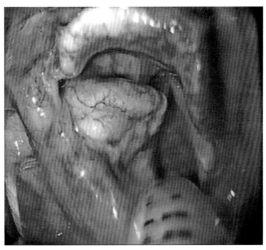

图15.22 左侧室带病变

（3）用组织钳钳取大块肿物，肿物质地松散，出血少，接近基底部时见肿物无包膜，位置表浅，未超出喉黏膜层，与深方的四方膜和杓状软骨膜之间有一层疏松结缔组织相隔，术中分数次钳净肿物，肿物与周围组织无粘连，钳取操作较容易（图15.23至图15.25）。

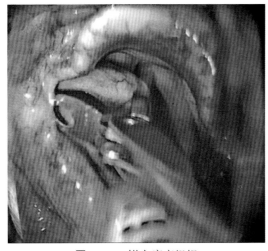

图15.23 钳夹病变组织

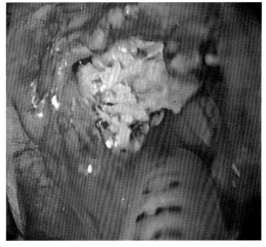

图15.24 提起病变组织，分次切除

（4）肿物切除后创面有轻微渗血，量不多（图15.26），用等离子刀自上而下电凝止血，功率为5档（图15.27，图15.28），创面无出血，检查病变无残留，结束手术。

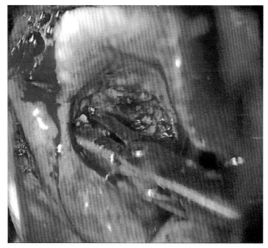

图 15.25　清理基底部残留病变组织

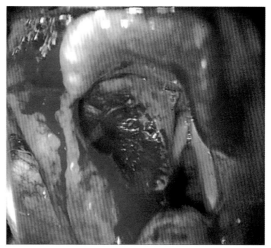

图 15.26　病变已切除，创面轻度渗血

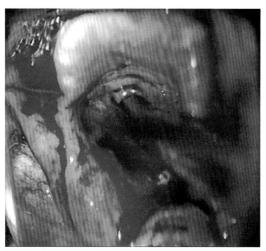

图 15.27　等离子刀头自上而下电凝止血

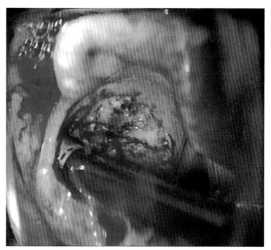

图 15.28　电凝后创面

3. 术后病理

结合临床符合淀粉样变。

4. 评述

本手术是通过会厌谷途径来暴露病变部位的，从图 15.22 至图 15.28 可以看出，弧形可视喉镜的视野较宽，能清晰地暴露整个喉前庭，术中病变组织和周围组织的关系始终显露良好，为术者提供了一个"既见树木又见森林"的宽阔术野。此外，手术过程中术野较稳定，术者左手无需过多操作即可完成手术。弧形可视喉镜这一广角特性极大地简化了手术步骤，使得这一区域的手术变得相对容易。

（四）声带任克水肿切除术

1. 病例资料

患者男性，60 岁，声嘶 7 个月，于门诊以双侧任克水肿收住院。入院前 1 个月曾在江西某医院住院拟行支撑喉镜下声带肿物切除术，因术中声门暴露困难，声带无法窥视而终止手术。患者既往有高血压史和颈椎病史，吸烟 40 年，每日 20 支。术前纤维喉镜显示双侧声带内侧缘大块半透明肿物，呈息肉样，表面光滑，基底广，前方接近前连合，发声时肿物相互重叠挤压于声门上方（图 15.29，图 15.30）。

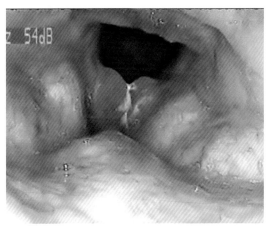

图 15.29　双侧声带任克水肿　　　　　　图 15.30　发声时病变相互重叠挤压

颈椎侧位 X 线片显示：颈椎曲度直，顺列欠佳，C4～6 椎体后缘连续性欠佳，部分椎体缘及小关节增生硬化，C5～6 椎间隙窄（图 15.31）。颈椎过伸侧位 X 线片：后伸活动受限（图 15.32）。

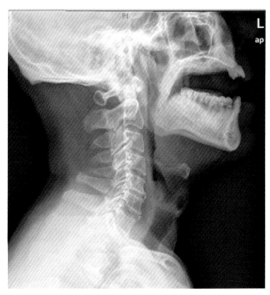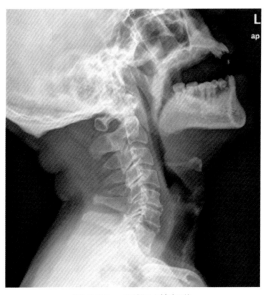

图 15.31　颈椎侧位片　　　　　　　　　图 15.32　颈椎过伸侧位

2. 手术方法

（1）患者仰卧位，全身麻醉，经左侧鼻腔插管，给予充分的肌松药。Airtraq 喉镜连接于高清显示器，准备好微型喉咬切钳、组织钳、负压吸引器。

（2）术者一人双手操作，位于患者头侧，站位放置喉镜，左手持 Airtraq 喉镜，右手保护口唇，将喉镜片顺气道中线逐渐放置于会厌下，暴露声门满意，病变清晰可见（图15.33）。喉镜放置和声门暴露均顺利，无阻力感。

（3）右手将咬切钳轻柔插入口腔内，在显示屏直视下进行双手配合操作：先将钳头对准右侧病变组织，分次切除（图15.34）。之后同法切除左侧病变，用组织钳修整声带边缘至整齐（图15.35）。术中注意保留适度黏膜，避免损伤前连合。病变切除后，声带创面出血少，无需止血（图15.36）。退出喉镜，结束手术。

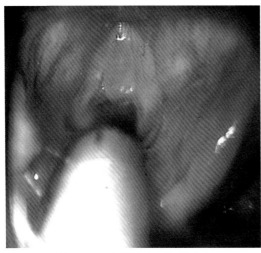

图 15.33　声门及病变暴露满意

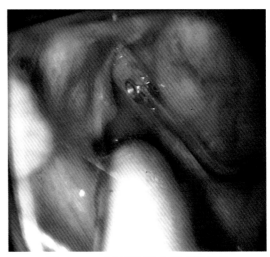

图 15.34　咬切钳切除右侧声带病变

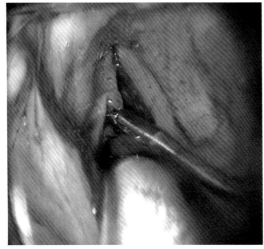

图 15.35　咬切钳切除左侧声带病变

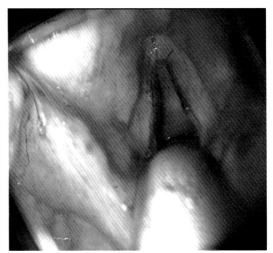

图 15.36　切除后创面

3. 术后病理

双侧声带鳞状上皮轻度增生肥厚，间质水肿，少量淋巴单核细胞浸润。

4.评述

本例患者因颈部活动受限于外院行支撑喉镜手术未能暴露声门，导致手术终止，而用 Airtraq 喉镜则顺利完成了手术。我们体会到，用 Airtraq 喉镜暴露此患者声门操作手法和普通患者并无明显区别，喉镜的放置十分容易，无阻力感，钳切病变和修整声带等操作亦简单易行，由此可见，对于困难声门，弧形喉镜和上弯喉钳是保证手术顺利完成的关键[2]。

弧形可视喉镜有经会厌谷和经会厌两种途径来暴露声门。对于声门病变的切除，两种途径区别不大。会厌途径下的声门位置略高于会厌谷途径，因此，术者可根据喉钳的上弯长度来选择暴露途径，若喉钳种类不多，选择喉钳能到达病变部位的途径即可。

对于声带黏膜良性病变的切除，弧形可视喉镜下的切除原则和操作方法与支撑喉镜相似。相比于支撑喉镜，用弧形喉镜术者双手配合更便利、更自如。术者可根据切除需要，随时调整喉镜的位置与角度，能做到从多个角度对病变进行观察，提高了手术的安全性以及操作效率。

对于喉恶性肿瘤的切除，选择合适的切割器械是对手术的基本要求，以往多使用二氧化碳激光进行切割，由于弧形可视喉镜的器械通道为弧形，故二氧化碳激光不能用于弧形喉镜手术。低温等离子刀除了具备切割、止血、吸引作用外，还能被弯曲塑型，是理想的用于弧形可视喉镜的手术器械，其切割功能不亚于二氧化碳激光。

使用等离子切除恶性肿瘤前，应该充分掌握等离子喉内切割的特点，以便更好地识别肿瘤的切除界线，保证切除的彻底性。

（1）低温等离子刀是通过射频能量激发出等离子体，用等离子体撞击靶组织分子键，使组织消融分解，实现切割作用的。由于等离子刀头接触组织的作用面较宽，约 5 mm，等离子切开组织后，与等离子接触的 5 mm 宽的组织在这一过程中已被消融，因此，确定肿瘤切缘时，应把等离子消融的 5 mm 组织计算在内（图 15.37 至

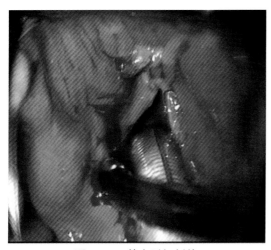
图 15.37 等离子切割前

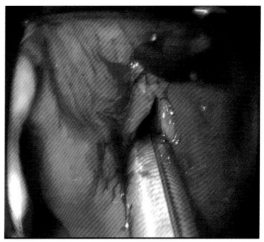
图 15.38 在瘤体上方切割

图 15.39 ）。

（2）等离子切割喉黏膜的速度较快，黏膜会因蛋白凝固而变白；切割韧带的速度较慢，效率不如二氧化碳激光；等离子切割肌肉不会或极少出现二氧化碳切割时所产生的肌肉收缩。正常组织在切割过程中一般不出血，除非遇到较粗的血管。因此，用等离子切除喉恶性肿瘤过程中，如果切割创面持续渗血，提示等离子刀头很可能在瘤体内操作（图 15.40 ）。

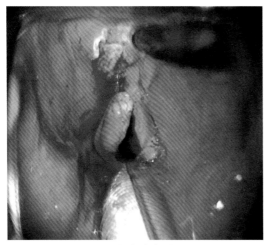
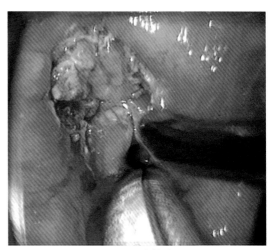

图 **15.39** 切割宽度约 5 mm　　　　　　　图 **15.40** 瘤体渗血

（3）环甲膜、声门旁间隙和杓状软骨附近有环甲动脉和喉上动脉的分支，是等离子切割时容易出血的部位。对这些部位的切割，采用边切边凝法多能避免出血；若这样操作无效，软组织内有活动性出血，可将等离子刀头对准出血部位，略施压力，之后再电凝；如果仍然无效，很可能出血血管已回缩到软组织深方，这时可以用脚先轻点切割脚踏，消融少许软组织，之后立刻点凝血脚踏，这个过程中刀头不要离开组织，用这种先切后凝方法多能起到止血效果。

（4）由于等离子刀的可塑性，凡是弧形喉镜能窥视到的视野，等离子刀头都可以到达，但不可因其作用范围广而随意切割，切割应遵循一定的顺序，按由浅入深、由易到难的方式逐步深入，操作原则与会厌囊肿切除一致：必须暴露充分，先切容易操作的部位，切割前必须辨认其解剖。

（五）声门型喉癌切除术

1. 病例资料

患者男性，68 岁，无明显诱因出现声音嘶哑 3 个月，无咽痛、呼吸困难及吞咽困难，无咳嗽、咳痰及咽部异物感，无颈部包块等症状。声嘶进行性加重，药物治疗无缓解。入院前 10 天行纤维喉镜检查显示右侧声带近全程菜花样新生物，表面粗糙，取活检质脆、易出血，双侧声带运动正常。术前病理：（右侧声带）鳞状上皮原位癌。术前喉增强 CT 见右侧声带不规则增厚，增强后明显不均匀强化（图 15.41 ）。

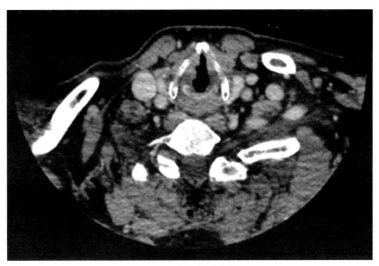

图 15.41 喉部轴位增强 CT

2. 手术方法

（1）患者仰卧位，左鼻插管全身麻醉。右侧鼻腔放置负压吸痰管，Airtraq 喉镜连于高清显示屏，等离子弯曲塑型呈弧状，调节其功率切割为 9 档，凝血为 5 档。准备好单极电凝，以防术中出血。

（2）术者位于患者头侧行双手操作。将 Airtraq 喉镜叶片放置于会厌喉面，轻提喉镜暴露声门及肿瘤组织。

（3）喉镜下见肿瘤位于右侧声带，表面粗糙，呈菜花样，质地脆、触之易出血，肿瘤向前接近前连合，向后达声带突。右侧室带、喉室、左侧声带和室带未见肿瘤侵犯（图 15.42）。

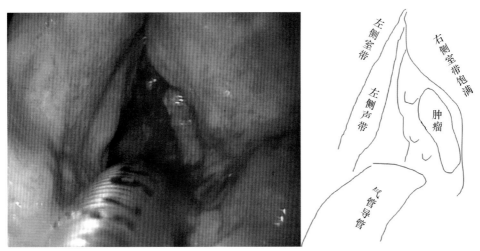

图 15.42 肿瘤位于右侧声带全程，外侧边界被室带遮挡。肿瘤组织质脆，气管插管时导管触及后出血

117

（4）首先左手轻轻缓慢变换 Airtraq 喉镜的角度，充分观察肿物的范围及毗邻关系。右手持器械自右侧口角进入术腔，先用组织钳钳取肿瘤组织送病理。之后右手持低温等离子刀进行肿瘤切除消融，左手持镜随时变换角度，以利于更好地暴露肿瘤配合切割，并进一步多角度查看肿物的边界，确保彻底切除（图 15.43，图 15.44）。

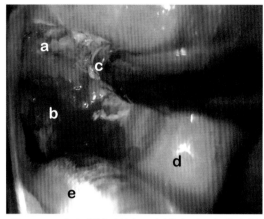

图 15.43 向右侧转动镜柄，用等离子刀切除右侧室带以暴露肿瘤的外侧边界

a：右侧室带内缘，已消融；b：右侧声带及肿瘤；c：低温等离子刀头；d：右侧杓状黏膜；e：气管导管

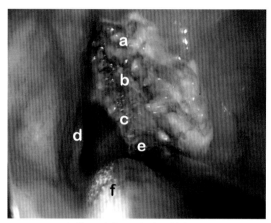

图 15.44 室带和肿物已消融，等离子刀头在消融声韧带

a：右侧室带，已消融；b：切除前肿瘤所在的部位；c：右侧声韧带；d：左侧声带；e：低温等离子刀头；f：气管导管

（5）肿瘤切除过程中以切割为主，但由于声门旁间隙和杓状软骨附近有喉上动脉和环甲动脉的分支，是喉腔容易出血的部位，在这些部位使用等离子时是以边切边凝的方式进行切除。切除范围：向上切除右侧室带和喉室，向下至声门下，向前达前连合，向后至声带突，外侧到声门旁间隙。肿瘤切除后创面出血极少，以等离子适当止血，检查无活动出血及肿物残留后退出喉镜结束手术（图 15.45）。

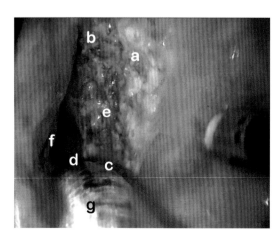

图 15.45 声韧带已消融，手术切除范围：上至右侧室带，下达声门下约 3 mm，前达前连合，后达声带突，外侧达声门旁间隙

a：右侧室带，已消融；**b**：前连合；**c**：右侧声带突，已消融；**d**：声门下约 3 mm 处；**e**：声门旁间隙；**f**：左侧声带；**g**：气管导管

3. 术后病理

回报结果为鳞状细胞癌。

4. 评述

声门型喉癌切除前，先要仔细辨认肿瘤组织的边界。一般说来，肿瘤的前后边界容易辨识，外侧边界和声门下边界由于室带的遮挡以及肿瘤组织本身的遮挡往往较难看清。故在开始切除肿瘤之前，先切除遮挡肿物的室带，边切除边向外侧转动手柄，直至肿瘤外侧边界全部看清为止。

用等离子切除喉癌，很难像二氧化碳激光那样做到肿瘤标本整块切下，这是因为喉腔本身不大，可供等离子切开的安全边界不多。而等离子刀头的组织切割面较宽约5 mm；对于早期体积较小的喉癌，等离子刀头若在瘤体外围边界切割，过多远离瘤体容易造成正常组织切除过多，致使术后喉功能差，而距离肿瘤 2 mm 切割却容易造成肿瘤自身的消融。因此，对于体积较小的瘤体，先钳取一部分瘤体留作病理组织学检查，剩下的瘤体以消融的方式进行切除。

切除的安全界可以通过以下五种方法进行确认：

（1）消融前对肿瘤边界进行暴露和确认。

（2）若在瘤体内消融，创面组织容易渗血；或虽然不渗血，但用等离子刀头轻触创面，瘤体创面便开始渗血；而消融正常组织，创面一般无渗血。当手术结束时，创面若有渗血，应该警惕肿瘤可能没有切净。

（3）由于等离子消融的温度低，组织消融后不存在变黑出现焦痂等高温效应，故当刀头消融到正常组织时，多能清楚地看见肌肉、脂肪或者甲状软骨板（图 15.46）。据此，术者若看见结构清楚、形态正常的肌肉、脂肪和甲状软骨板，提示已经切至正常组织。

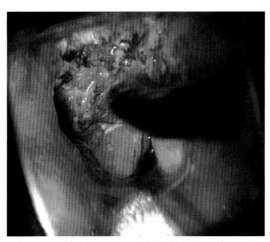

图 15.46 肿瘤切除后，左侧甲状软骨板清晰可见

（4）瘤体组织有特定的外观，术中容易辨识，在高清摄像显示屏里，瘤体呈菜花状，不规则，质地脆。

（5）术中送冰冻病理组织学检查。

消融的顺序是影响手术进程是否顺利的因素之一，建议最好先从肿瘤的下界开始消融。若从肿瘤上界开始消融，可因创面渗血流向下方而影响到下方肿瘤的暴露，增加了操作的难度。消融的另一个顺序是从肿瘤上表面逐层向声门下推进，边推进边转动镜柄，及时查看肿瘤与声门下组织的分界。

用切割功率为 9 档的等离子刀进行切割消融，消融的效率较高，手术进程较快，但在靠近声门旁间隙、前连合声门下、声带突附近操作时应注意控制好速度，以边切除边凝血方式进行消融，因为这些部位小血管丰富，容易出血。

（六）声门上型喉癌切除术

1. 病例资料

患者男性，64 岁，持续性声嘶 1 个月，无咽痛、耳痛、颈部包块、呼吸困难及吞咽困难等，无咳嗽、咳痰及咽部异物感。入院 2 周前行纤维喉镜检查见声门上区淡红色菜花样肿物，遮挡双侧声带前部及前连合，左侧声带上表面粗糙呈颗粒状外观，双侧声带运动大致正常（图 15.47，图 15.48）。术前病理：（声门上）鳞状细胞癌。术前 MRI 与 CT 见图 15.49 和 15.50。

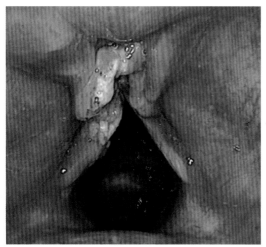 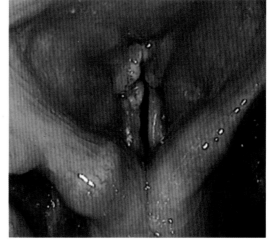

图 15.47　声门上区淡红色菜花样肿物　　　　图 15.48　声门上区肿物（发声时）

2. 手术方法

（1）患者麻醉、体位，术者位置，手术器械，Airtraq 喉镜的放置均同声门型喉癌切除术。

（2）将喉镜叶片置于会厌下方，暴露肿瘤，见肿瘤位于声门上区，淡红色，呈菜花状，遮挡双侧声带前部及前连合，左侧声带前部上表面粗糙，双侧声带后部黏膜充血肿胀，表面光滑（图 15.51）。

（3）首先缓慢变换 Airtraq 喉镜的角度，充分观察肿瘤的范围及毗邻关系。用等离子消融前，先用组织钳钳取肿瘤组织送病理（图 15.52），肿瘤质脆，易出血。

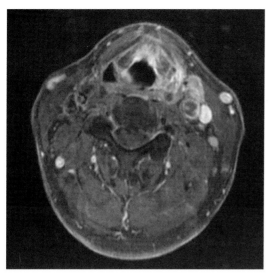

图 15.49 喉部轴位 MRI T1 加权成像增强像：会厌明显

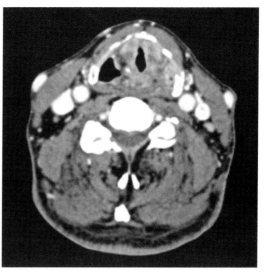

图 15.50 喉部轴位增强 CT：双侧室带增厚，结节状增厚，其内信号不均匀，增强后其内密度不均匀，可见斑片状低密度影，匀强化。右侧颈部淋巴结肿大，强化欠均匀。增强后明显不均匀强化

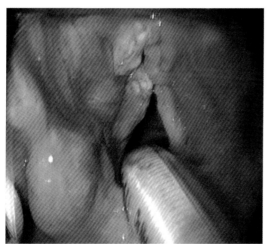

图 15.51 切除前，肿瘤外观

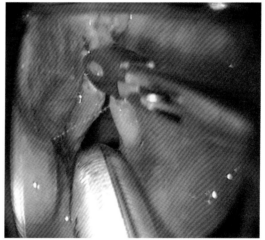

图 15.52 钳取肿瘤组织送病理

（4）钳取病理后，于肿瘤外周用低温等离子刀切开一条 5 mm 宽的黏膜，勾勒出肿瘤表层的切除边界（图 15.53 至图 15.55）。

（5）确定肿瘤表层切除边界后，用等离子刀自下而上开始消融肿瘤，瘤体组织在消融过程中容易渗血（图 15.56，图 15.57）。

（6）表层瘤体消融后，见双侧喉室内、左侧声带上表面均有肿瘤，故改为由左向右切除肿瘤。先消融左侧室带，由内向外，直达声门旁间隙，间隙内有小动脉出血，电凝止血（图 15.58 至图 15.61）。

（7）左侧室带消融后，位于左侧喉室内的肿瘤后界、外侧界均能窥视（图 15.62）。

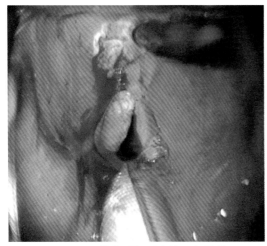

图 15.53　等离子切开瘤体上方黏膜

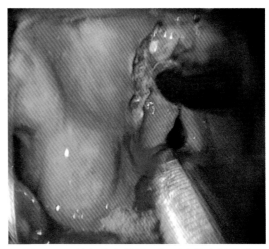

图 15.54　镜柄向左旋转，切开瘤体左侧黏膜

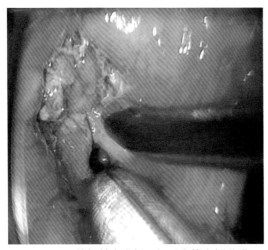

图 15.55　镜柄转向右侧，切开瘤体右侧黏膜

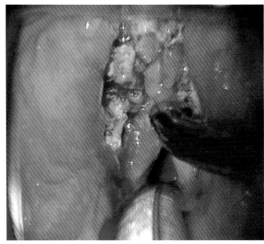

图 15.56　肿瘤外侧边界已切开，从瘤体下方开始消融

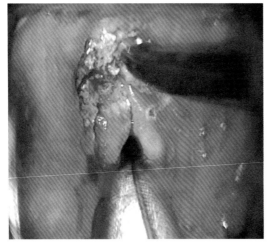

图 15.57　表层瘤体已消融，瘤体创面渗血

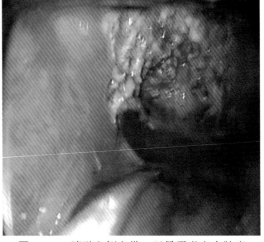

图 15.58　消融左侧室带，以暴露喉室内肿瘤

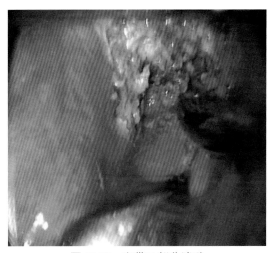

图 15.59 室带已部分消融

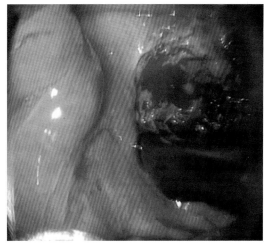

图 15.60 进入左侧声门旁间隙，小动脉出血

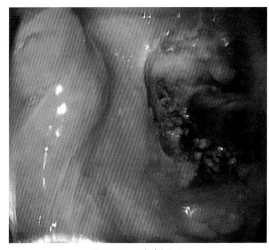

图 15.61 电凝止血

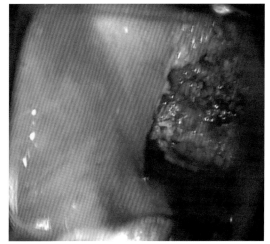

图 15.62 左侧室带已消融，暴露出肿瘤左侧界与后界

（8）自后向前消融左侧喉室肿瘤，直达甲状软骨板，之后，消融左侧声带肿瘤（图15.63 至图 15.66）。

（9）同法切除右侧喉室肿瘤（图 15.67，图 15.68）。

（10）检查术腔，见左侧声带安全界不够，故切除左侧声带前 1/2 以及前连合。充分止血后退出喉镜（图 15.69）。

（11）喉镜退出后行双侧颈部淋巴结清扫术（略）。

3. 术后病理

回报结果为角化型鳞状细胞癌。

4. 评述

声门上喉癌的边界确认比声门喉癌更难，因为肿瘤往往在黏膜下浸润生长。因此，高分辨的画面就显得尤为重要，用高清的影像系统显示肿瘤，肿瘤组织在数字画面下呈

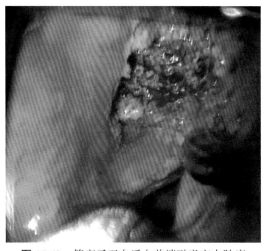

图 15.63 等离子刀自后向前消融喉室内肿瘤

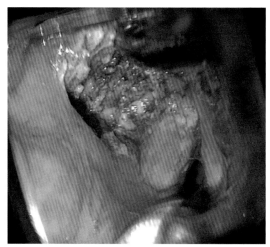

图 15.64 左侧喉室肿瘤已消融，暴露出部分甲状软骨板，左侧声带仍见肿瘤

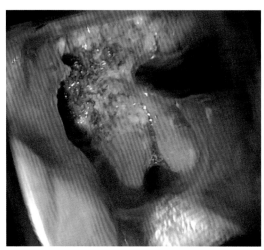

图 15.65 声带肿瘤向前侵犯前连合

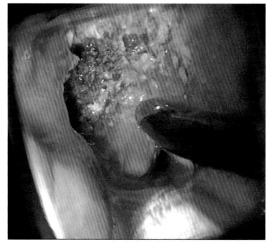

图 15.66 等离子自后向前切除声带肿瘤

菜花状，不规整，质地脆，与正常组织的光滑、规整和有韧性之间有明显的形态和手感之区别（图 15.70）。

手术开始前先用等离子刀勾勒出肿瘤切除的表层边界，只有在这一边界内切除表层肿瘤，才有可能窥视到肿瘤的黏膜下部分。本例肿瘤虽然侵犯双侧喉室以及左侧声带，但由于 Airtraq 喉镜能及时调整窥视的方向和角度，使得肿瘤边界的暴露和观察不仅容易而且还高效，术者持等离子刀只要遵循一定的操作顺序，便能进行满意的消融。

对于表层肿瘤，自下而上消融，能避免因瘤体渗血造成的术野不清。对于喉室内肿瘤，应先切除室带，暴露出肿瘤的后、外边界后，再进行瘤体消融。由后向前、由

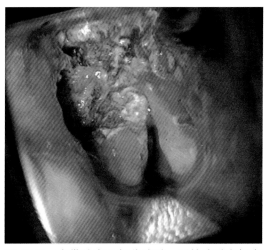

图 15.67 声带肿瘤已部分消融，开始消融右侧声门上肿瘤

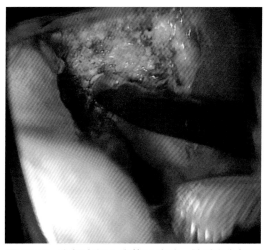

图 15.68 右侧声门上瘤体已消融，暴露出右侧甲状软骨板。方法与左侧相同

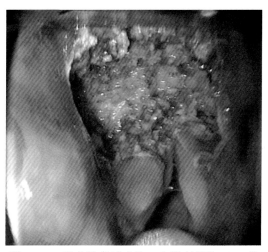

图 15.69 手术结束时术腔，左侧声带前 1/2、前连合已切除，双侧甲状软骨板均已暴露

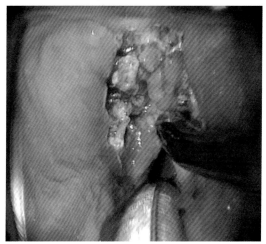

图 15.70 肿瘤外观

内向外消融，能使等离子刀头与瘤体接触面始终在术者的视野之内和直视之下，增加了手术的安全性。

（王　丽　李丽娟）

参考文献

［1］李丽娟，王丽，闫燕，等．可视喉镜在会厌囊肿微创手术中的应用．中国微创外科杂志，2016，16：1023-1025.

［2］Lijuan L，Ting X，Yu S，et al．Airtraq laryngoscope：a solution for difficult laryngeal exposure in phonomicrosurgery. Acta Otolaryngol，2017.

第十六章

弧形可视喉镜下的下咽手术

一、下咽手术应用解剖

下咽部上起会厌，下达环状软骨下缘，分为梨状窝、环后区和下咽后壁三个部分，在弧形可视喉镜下三个部分的分界是相对的，并无截然的界限（图 16.1）。

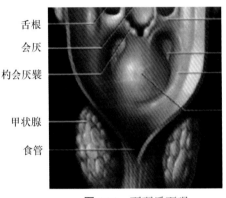

舌根	会厌咽襞
会厌	梨状窝　喉上血管神经束
杓会厌襞	下咽后壁
	环后区
甲状腺	
食管	

图 16.1　下咽后面观

（一）梨状窝

梨状窝位于喉腔后外侧，会厌两侧游离缘与咽侧壁之间的会厌咽襞为梨状窝入口上界线。梨状窝的内壁为喉腔后外壁，其黏膜起自杓会厌襞，向下依次覆盖杓会厌肌、甲杓肌、环杓侧肌、环杓后肌，最终止于梨状窝尖。行弧形可视喉镜手术时，上述肌肉难以一一辨认，可以统称喉内肌。梨状窝外壁上为甲舌膜，下为甲状软骨翼板的外三分之一；梨状窝内壁与外壁在前方以夹角汇合；梨状窝的尖为环甲关节的上方。由喉上动脉和喉上神经内支组成的黏膜束由外上向内下穿行于梨状窝内外壁上。用弧形可视喉镜挑起梨状窝前方的夹角，此血管神经黏膜束多清晰可见。行喉恶性肿瘤切除时，若遇到喉上动脉分支出血，可以电凝此血管神经黏膜束。

（二）环后区

环后区系为环状软骨板后面的平坦区域，相当于环状软骨板正后方，上起自环杓关节平面，下达环状软骨下缘。环状软骨后方黏膜即为环后区的黏膜，此区黏膜上覆盖杓状软骨和环杓后肌，下方在环状软骨下缘与食管入口相延续。

（三）下咽后壁

下咽后壁为口咽后壁的直接延续，下咽后壁大致位于第四到第六颈椎椎体水平，与椎体之间有咽后间隙相隔。

（四）咽壁

下咽位于咽腔最下部，其咽壁与鼻咽和口咽的咽壁基本相同，由黏膜层、纤维层、肌肉层，以及肌肉层外侧的颊咽筋膜层所组成。

相比于鼻咽和口咽，下咽黏膜与其深方的支架组织，如甲状软骨、环状软骨，特别是椎前筋膜之间的连接疏松，黏膜在这些深部组织上的移行度较大；又由于下咽黏膜有弹性，面积大，因此，在弧形可视喉镜下，下咽黏膜有皱褶显得"富足有余"（图16.2）。借助黏膜富余这一特性，在行下咽部良性肿物切除时，通常先用黏膜钳将肿物提起，然后进行切割分离，一方面避免了切除过深，另一方面较好地保护了周围的正常组织。

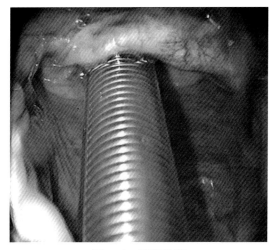

图 16.2 下咽黏膜

（1）黏膜层：是口咽黏膜的连续，为复层鳞状上皮。

（2）纤维层：位于黏膜与肌肉之间，大部分很薄，但后壁部分增厚，在咽后壁的中线部分，特别坚韧形成正中缝，为咽缩肌附着处。

（3）肌肉层：为咽下缩肌，分甲咽部与环咽部两个部分，环咽部较厚，又叫环咽肌；两部分肌肉分别起自于甲状软骨板和环状软骨，肌纤维向后包绕咽腔，甲咽部止于中缝，环咽部止于对侧的环状软骨侧缘。

（五）咽后间隙

下咽咽壁的后方为咽后间隙（图16.3）。咽后间隙的前壁为颊咽筋膜，后壁为颈胸椎体前的椎前筋膜；咽旁间隙位于其前外上方。咽后间隙向上通颅底，向下达食管后方的后纵隔，止于第二胸椎水平。舌骨以上的咽后间隙内含疏松结缔组织和淋巴结，舌骨以下部分的咽后间隙仅含疏松结缔组织，无淋巴结。

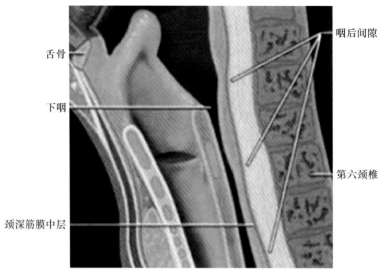

图 16.3　咽后间隙

（图中标注：舌骨、下咽、颈深筋膜中层、咽后间隙、第六颈椎）

二、手术适应证与禁忌证

（一）适应证

（1）下咽黏膜小肿物。
（2）下咽异物。
（3）T1 期下咽恶性肿瘤。

（二）相对禁忌证

（1）下咽广泛血管瘤。
（2）下咽 T2、T3 恶性肿瘤。

（三）禁忌证

（1）全身情况差，合并严重的心脑血管病等疾病无法耐受全麻手术。
（2）各种原因引起的凝血功能异常。
（3）晚期或广泛的下咽部恶性肿瘤。
（4）急性上呼吸道炎症。
（5）精神疾病。

三、临床病例

（一）环后血管瘤切除术

1.病例资料
患者女性，59 岁，2 年前行胃镜检查时发现下咽肿物，无咽部异物感、咽痛及声嘶，无吞咽困难、呼吸困难及痰中带血等症状；未予以诊治。2 个月前再次行胃镜检查见下咽肿物较前有所增大，要求手术治疗。纤维喉镜检查见环后区淡蓝色新生物，与周围正常黏膜边界清晰，双侧声带、室带、梨状窝对称、光滑。术前 MRI：环后区软组织增厚，呈现稍长 T1 稍长 T2 信号改变（图 16.4）。

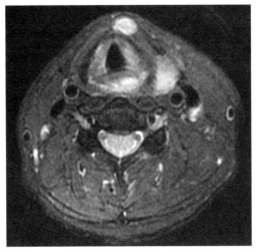

图 16.4 咽部水平位 MRI，环后区软组织增厚，呈现稍长 T1、稍长 T2 信号改变

2. 手术方法

（1）患者仰卧位，经口插管全身麻醉。左侧鼻腔放置负压吸痰管用以保证视野清晰；Airtraq 喉镜连于高清显示器；调节等离子功率切割为 7 档，凝血为 5 档；连接双极电凝。

（2）术者及助手位于患者头侧。术者先将 Airtraq 喉镜片放置于会厌谷，检查下咽腔全貌（图 16.5），见肿物组织位于环后区，之后喉镜片置于会厌及气管导管下方，向上抬起，暴露环后区及肿物组织。镜下见肿物呈结节状，位于环后区，位置略偏左，大小约 22 mm×15 mm，表面黏膜光滑，色淡蓝，质地柔软，压之无明显褪色，与周围黏膜分界清楚（图 16.6）。

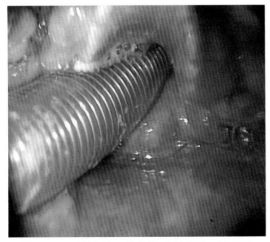

图 16.5 下咽全貌，肿物位于环后区，淡蓝色

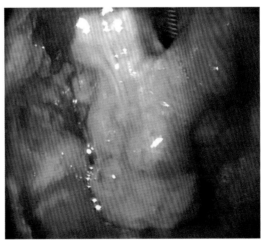

图 16.6 Airtraq 喉镜挑起会厌及气管导管，充分暴露肿物

（3）左手轻轻缓慢变换 Airtraq 喉镜的角度，充分观察肿物的范围及毗邻关系（图16.7，图16.8）。

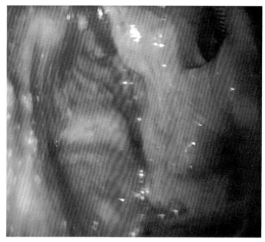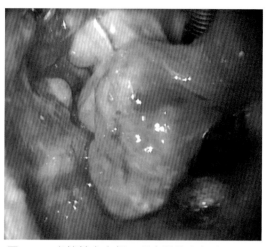

图 16.7　喉镜向左转，观察左侧梨状窝及肿物左侧边界

图 16.8　喉镜转向右侧，观察肿物右侧边界，可见食管入口

（4）将负压吸痰管末端置于下咽腔，用以清理切割和止血操作过程中产生的生理盐水、血液和烟雾，随时保证手术视野清晰（图16.9）。

（5）右手持低温等离子刀自右侧口角进入术腔，于肿物外周用等离子刀切开一条5 mm 宽的黏膜，勾勒出肿物的切除边界（图16.10）。

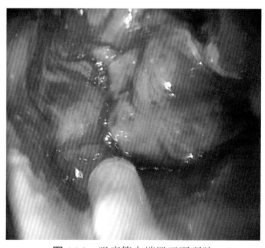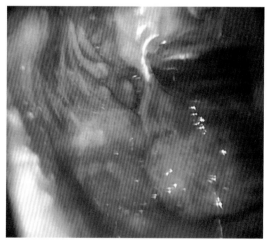

图 16.9　吸痰管末端置于下咽腔

图 16.10　等离子刀自肿物上缘开始进行切割，勾勒出切除界限

（6）术中为了避免出血较多，先用双极电凝对肿物组织进行预防性凝血。之后由助手持镜，术者左手持钳提起肿物，看清肿物边界，右手持等离子刀以边切边凝方式进行切割操作。等离子切割的方向由上向下，由浅入深，逐步到达肿物下界（图16.11）。

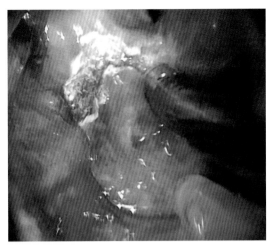

图 16.11 等离子切割的方向由上向下，由浅入深

（7）切除过程中，助手持镜随时变换角度，以利于更好地暴露肿物配合切割。肿物切下后创面缓慢渗血，用双极电凝止血（图 16.12），经鼻放置胃管，退出喉镜，结束手术（图 16.13）。

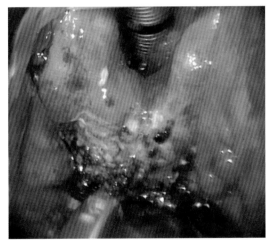

图 16.12 双极电凝止血后创面焦黑，放置胃管

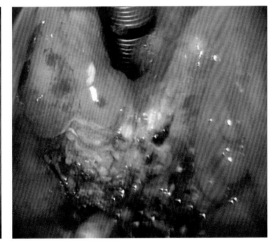

图 16.13 手术结束时左侧杓状黏膜出现肿胀

3. 术后病理

回报结果为血管瘤。

4. 术后复查

术后 7 周复查纤维喉镜，见环后区黏膜光滑，无肿物残留（图 16.14，图 16.15）。

5. 评述

下咽的暴露，根据病变部位不同，麻醉插管方式略有不同。对于梨状窝病变，采用经口、经鼻插管均可；而对于下咽后壁和环后区病变，应经口插管，以便术中喉镜片能托起气管导管，增大手术视野。下咽病变暴露后，切除手法和舌、会厌等部位相似。小的病变、用组织钳能够钳取的病变，只需要术者一人便可以完成；大的病变则需要助手

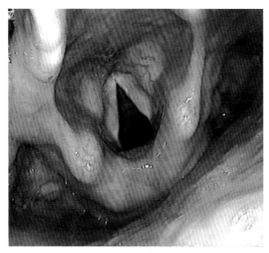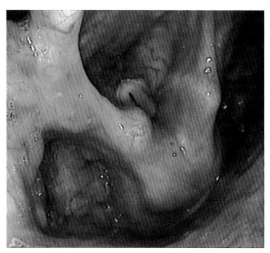

图 16.14　环后区无肿物残留（吸气相）　　　图 16.15　环后区无肿物残留（发声相）

配合。和支撑喉镜相比，弧形可视喉镜暴露环后区能够获得稳定而又安全的手术视野。若要用扩张式支撑喉镜暴露环后区，则需用支撑架固定被喉镜挑起的气管导管。这种固定方式一方面导管会因术者操作过程中触动患者头部而滑脱，另一方面导管持续受压于舌根与喉镜之间，容易被压扁变形，导致气道阻力增加。而用弧形可视喉镜镜叶末端托起导管，持镜者手握镜柄能感受到导管位置，不仅导管不易滑脱，而且随着手术暴露的需要，持镜者随时转动喉镜，导管不会因镜叶末端的持续压迫而变窄。

　　本例手术全部切除过程都是以边切边凝的方式进行的。由于环后区黏膜较富余，术者可提起瘤体组织使其远离其深方的环杓后肌、杓肌以及环杓关节，增加了切割的安全性。切割前持镜者根据切除病变的需要，不断调整喉镜叶片的位置和方向，以利于病变的暴露和切除。病变的切除要有方向性和层次感，为避免出血模糊手术视野，我们采取的切除顺序是由上向下，由浅入深，逐步到达瘤体下界。切割过程中瘤体有出血，量不大，约 50 ml。由于切割前双极电凝对瘤体进行预防性电凝止血，加上等离子和吸痰管的持续负压吸引作用，使得瘤体边界始终清晰可辨识，瘤体切下后，出血自动停止。对于临床上怀疑血管瘤的病变，在进行低温等离子切割之前，提前使用双极电刀进行预防性凝血，能明显减少术中出血。

　　本例患者手术结束后杓区黏膜出现肿胀，故术后第一天保留气管导管，术后第二天拔除导管，进食流食，一周后进食半流食，二周后进食普食。患者术后有中等程度的吞咽痛，十天后开始缓解；术后未出现呼吸困难，声音嘶哑，进食呛咳或梗阻，说明手术创伤仅限于黏膜层，而黏膜下方的杓肌、环杓后肌和环杓关节均未受到影响，我们体会这与提起瘤体、使等离子刀远离上述诸结构进行切割有关。

（二）下咽异物取出术

1.病例资料

　　患者男性，78 岁，因进食牛肉后出现咽部异物感及堵塞感 1h 就诊，伴轻度呼吸困难。纤维喉镜检查见下咽大块食团。既往患者有帕金森病、脑梗死、高血压及冠心病。1年前及5个月前有进食后出现下咽异物病史，异物均为食团，均于我院顺利取出。

2. 手术方法

（1）患者咽腔喷1%地卡因进行表面麻醉，持续心电血氧监测，气管插管设备、气管切开包备用。开启UE可视喉镜，连接吸引管（2套），准备好上弯卵圆钳（图16.16）。

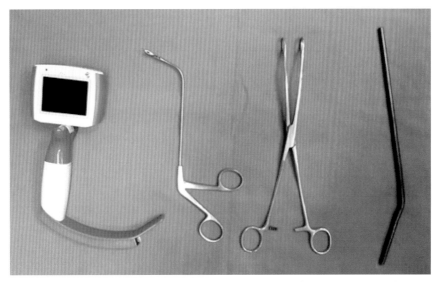

图16.16　所需器械：UE可视喉镜、弧形喉钳、上弯卵圆钳、吸引器头

（2）患者仰卧，术者位于患者头侧，用粗吸引器吸净口咽腔分泌物，动作需轻柔、迅速。左手持镜右手持上弯卵圆钳，先将喉镜叶片放置于会厌谷，轻向上挑起舌根，暴露食团，见食团位于喉前庭上方（图16.17）。

（3）卵圆钳对准食团，夹住后迅速取出（图16.18，图16.19）。

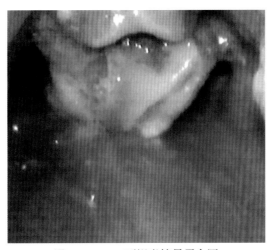

图16.17　UE可视喉镜暴露食团

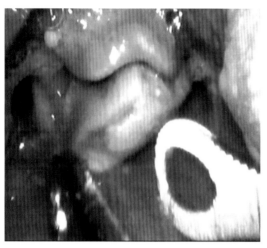

图 16.18　卵圆钳对准食团

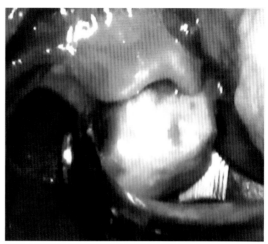

图 16.19　夹住食团，迅速钳出

3.评述

下咽食团异物多见于运动性吞咽障碍的老年患者，特别是脑卒中、进行性痴呆、震颤麻痹综合征、脑膜中动脉和基底动脉硬化患者。此外，也见于肌肉病变和神经肌肉结合处的病损：如多发性肌炎、多发性皮肌炎、特发性重症肌无力、甲状腺功能亢进引起肌肉萎缩、软弱和营养不良性肌强直，以及甲状旁腺功能减退性缺钙所引起的肌肉强直性痉挛等[1]。这类患者一般情况差，身体虚弱，体积较小的异物可在全麻插管下钳取；而大块异物随时有脱落阻塞声门导致窒息的危险，全麻插管风险高，在表麻下钳取相对较安全。手术前应该做好人工气道准备，术中准备两个吸引管，以确保下咽分泌物能及时清除。

UE 可视喉镜清晰度不如 Airtraq 喉镜，但视野宽，显示屏位于手柄顶端，钳取下咽大块异物较方便。术者用 UE 可视喉镜取异物时需注意动作要轻、准、迅速，即喉镜放置和吸引操作要轻柔，钳取异物应准确，取出异物需迅速。如若操作过重、钳夹不准，或取出过程中因患者挣扎异物脱落，均有可能导致异物阻塞气道，引起窒息。

若考虑食管有病变，在异物取出后，应该插管全麻，用食管镜进行检查。

（王　丽　李丽娟　段清川）

参考文献

[1]陈蓓.老年病科疑难问题解析.南京：江苏科学技术出版社，2010.

弧形可视喉镜食管入口手术

一、手术适应证与禁忌证

（一）适应证

食管入口异物。

（二）禁忌证

（1）食管入口以下部位异物。

（2）食管入口下方可疑肿瘤。

二、临床病例

食管入口异物取出术

1. 病例资料

患者女性，85岁，就诊13h前误食枣核后出现咽痛，伴吞咽疼痛，进食后明显加重。行CT检查提示：食管入口处高密度影，考虑食管入口异物（图17.1）。

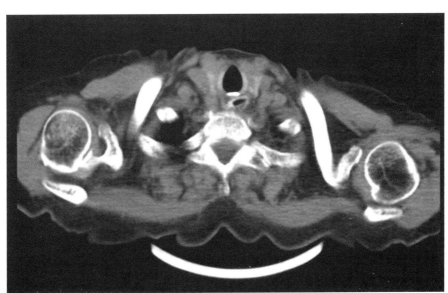

图17.1 胸部平扫轴位CT，食管入口处高密度影

2. 手术方法

（1）患者仰卧位，全身麻醉，经口插管，准备吸引器、上弯卵圆钳、UE可视喉镜。同时备好硬性食管镜，一旦遇异物脱落、异物取出困难等情况则改行硬性食管镜下异物取出术。

（2）先将喉镜送至会厌上方，然后将镜片放置在气管导管之下，上挑，导管连同喉腔一并被挑至咽腔上方，暴露食管入口及枣核，枣核横行嵌顿于食管入口（图17.2）。

（3）术者左手持镜，右手持卵圆钳，经右侧口角放入口腔，在屏幕直视下双手配合，卵圆钳对准异物（图17.3）。

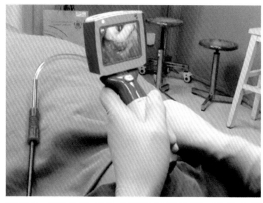
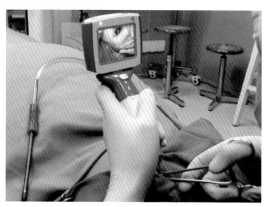

图17.2 UE镜叶挑起会厌及气管导管，暴露食管入口及枣核

图17.3 卵圆钳对准异物

（4）卵圆钳钳夹异物并略调整枣核的角度为纵向，迅速取出异物（图17.4）。之后在可视喉镜下检查食管入口有无划伤、穿孔及肿瘤等。手术结束后退出喉镜。

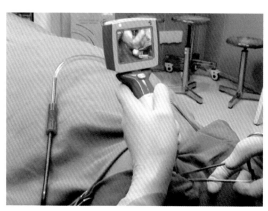

图17.4 钳夹取出异物

3. 评述

食管异物多由于进食时注意力不集中、匆忙进食及食物未经仔细咀嚼而咽下所导致，其中老年人或脑梗死患者因咀嚼功能差、咽部感觉减退，更容易发生食管异物。常规食管异物手术是在全麻下经口放置硬性食管镜后钳取，而硬性食管镜下食管的暴露与颈椎

的活动度关系密切。随着年龄的增长，人颈椎的活动范围逐渐受限，最先受限的运动为后伸运动，所以老年患者存在硬性食管镜暴露困难的风险。

UE可视喉镜由于有特殊的弧度，即使在颈椎活动受限时也可以较好地暴露食管入口。对于位于食管入口的异物，使用UE可视喉镜比使用硬性食管镜操作简单，术者只需将气管导管和喉腔一并上挑，异物和食管入口即可暴露，同时也减少了硬性食管镜对门齿、咽腔和食管壁的损伤。术中术者需要注意放置喉镜和吸引分泌物时动作要轻柔，异物钳取之前应适当调整异物的方向和角度，以减小异物取出过程中异物本身对食管壁造成的损伤。

在使用UE可视喉镜进行食管异物取出时，需要特别注意的是要掌握好适应证，该操作仅适用于食管入口的异物，因此在术前应做食管造影或CT等影像学检查，明确异物的位置。手术应在全身麻醉下进行，麻醉采用经口插管，在保证通气的情况下尽量选择较细的气管导管，如6号或6.5号，气管导管固定在左侧口角。同时，还需准备好硬性食管镜，一旦遇到异物脱落、异物取出困难等情况则尽快改行硬性食管镜下食管异物取出术。另外，若考虑食管有病变，在异物取出后，应行食管镜检查。

（李丽娟　王　丽）